21世纪课程教材配套教材

全国高等中医药院校教材配套教材·供中医类专业用

生理学实验教程

主　编　李国彰

副主编　张志雄　罗荣敬

编　委（以姓氏笔画为序）

方志斌（安徽中医学院）
邓冰湘（湖南中医学院）
刘志敏（北京中医药大学）
何承敏（湖北中医学院）
张志雄（上海中医药大学）
李国彰（北京中医药大学）
杨午鸣（浙江中医学院）
罗荣敬（广州中医药大学）
苗　戎（天津中医学院）
苗维纳（成都中医药大学）
钱佳利（长春中医学院）

人民卫生出版社

图书在版编目（CIP）数据

生理学实验教程/李国彰主编. —北京：人民卫生出版社，2005.10

ISBN 978-7-117-07069-0

Ⅰ. 生… Ⅱ. 李… Ⅲ. 人体生理学-实验-中医学院-教学参考资料 Ⅳ. R33-33

中国版本图书馆 CIP 数据核字（2005）第 108099 号

生理学实验教程

主　　编：李国彰
出版发行：人民卫生出版社（中继线 010-59780011）
地　　址：北京市朝阳区潘家园南里 19 号
邮　　编：100021
E - mail：pmph @ pmph. com
购书热线：010-67605754　010-65264830
010-59787586　010-59787592
印　　刷：北京中新伟业印刷有限公司
经　　销：新华书店
开　　本：787×1092　1/16　　**印张**：8.5
字　　数：202 千字
版　　次：2005 年 9 月第 1 版　2014 年 12 月第 1 版第 9 次印刷
标准书号：ISBN 978-7-117-07069-0/R·7070
定　　价：13.00 元

前　言

2003年末，由北京中医药大学牵头并组织全国13所中医药院校共同编写的全国高等医药教材建设研究会规划教材《生理学》，作为"北京市普通高等学校教育教学改革试点项目"《医学生理学课程的改革与实践》的具体成果，基本体现了该研究项目的设计思路，取得了较好的效果。

为了进一步适应当前深化教育改革和发展高等中医药教育的实际需求，在卫生部教材办公室的领导下，北京中医药大学牵头并组织全国10所中医药院校共同编写了这本《生理学实验教程》，作为《生理学》教材的配套教材。供中医院校五年制、七年制生理学实验教学使用。

近年来，生理学在教学改革方面取得令人瞩目的成果。理论教学广泛运用了电化教学手段，与此同时，生理科学的实验教学也取得了长足进步。首先，随着实验仪器的研究和生物信号检测技术的不断发展，生理学实验的检测方法和记录手段取得了划时代的进步，古老的记纹鼓已经退出历史舞台，生物信号采集处理系统，成为一机多能多用、同步监视信号、快速统计处理等诸多优点融为一体的优化统合系统。因此，本教材各系统功能实验的检测记录手段全部更新采用了生物信号采集处理系统。

教学理念、宗旨的更新也是生理学实验教学发展的显著标志。生理学实验教学不再是单纯的理论的验证，更重要的是着眼于提高学生理论联系实际的能力，加强科学素质和科学研究能力的培养。鉴此，本教材针对五、七年制培养目标，以提高学生分析问题、解决问题和实际动手操作的能力为宗旨。在第一章"生理学实验基础"部分增设了"实验设计"和"实验资料的处理分析"等内容。在第二章"实验项目"部分全面介绍了机体各功能系统的基本实验项目，而且设置了综合性、设计性实验和科研技能实验，以供学生选做。

由于水平和时间所限，不足之处在所难免，恳请读者在使用过程中提出宝贵意见，以便再版时修正。

生理学实验教程编委会

2005年6月

目　录

第一章

生理学实验基础

生理学是生物学的一个分支，是一门实验科学。纵观生理学发展史，众多生理学家对生理学理论的发展所作出的里程碑式的贡献，均无一例外地是科学实验研究的成果。可见，科学实验是生理学的精髓和发展的源泉。因而，在生理学教学活动中，除生理学理论课教学外，生理学实验课是必不可少的一个重要组成部分。

第一节　生理学实验的目的和要求

一、生理学实验目的

生理学是一门重要的医学基础课，**生理学实验（physiological experiments）**是医学生最早系统接受科学实验的课程之一。因此通过生理学实验课的教学，可使学生得到多方面的训练和培养。

（一）提高理论联系实际的能力

依据生理学的基本理论，设置了生理学实验项目，学生通过生理学实验的具体实践，可对一些基本的生理学理论作简单的验证，借此提高理论联系实际的能力。

（二）科学素质的培养

通过对学生严格的要求和引导，启迪学生独立思考、敢于创新，有助于提高学生分析问题和解决问题的能力，有助于培养学生科学的思维方法和严谨求实的科学工作态度。

（三）科学研究能力的初步培养

生理学实验课将对学生进行一系列科学研究的初步训练和培养，其中包括实验仪器设备和手术器械的使用，动物实验的具体操作和观察，实验结果的总结（整理、归纳和统计）和分析，实验报告和实验论文的撰写等，可提高学生有关生理实验基本技能和动手操作的能力。

此外，学生通过生理学实验课的学习，初步掌握和熟悉了常用实验仪器的使用方法、基本的实验技能，为后继学科和课程（如药理学、病理生理学）的学习，乃至未来的临床和科学研究工作奠定良好的基础。

二、生理学实验课要求

为达到生理学实验课的目的，切实取得生理学实验的预期效果，对学生提出如下具体要求。

（一）实验前

首先要系统复习本次实验项目的相关理论，认真阅读生理学实验指导，熟悉实验目的和原理、实验用品与器材、实验方法与实验过程。特别要记取实验指导中的注意事项，注意事项中列举的关系到实验成败的关键条件及影响因素。

（二）实验中

1. 自觉遵守实验室各项规章制度　如保持实验室的整洁、安静，态度严肃认真，不要大声喧哗和嬉笑。听从实验教师的指导，不得进行与实验无关的活动，未经教师允许不得随意触摸实验室内的仪器设备，特别是电器设备、玻璃器皿和手术器械等，以确保安全。

2. 认真听取实验指导教师的讲解和示范操作　以实验预习为基础，带着问题听取实验指导教师的介绍，仔细观察示教操作的演示，取得感性认识。

3. 严格按照实验指导中的实验程序和具体要求进行实验　实验指导中规定的实验步骤和每一项操作的具体要求是既往工作的结晶，应严格执行。这样既可保证实验顺利进行，也有利于学习规范的操作技术和实验方法。

(1)及时记录实验结果：实验过程中的每一实验现象、变化和结果，都具有时效性，因此必须随时记录实验结果的同时要做好时间标记，避免实验后追忆和追记，养成及时记录实验结果的良好习惯，这也是实事求是科学作风的一种基础训练。

(2)积极参与实验、发扬团结协作精神：要珍惜实验动手操作的机会，不作旁观者。大型实验时，要发扬团队精神，既有明确分工、各尽其责，又要互相帮助，使实验紧张而有秩序地进行。

(3)爱护实验动物和实验用品：动物实验过程中切忌手术动作粗暴，否则容易损伤血管和重要组织，导致实验失败。实验仪器设备要按操作规程进行，正确使用手术器械，养成动作规范、手法轻巧的良好习惯。

（三）实验后

1. 整理与清洁工作

(1)实验结束后，要进行实验仪器设备检查和基础状态还原过程(包括记录系统恢复基线、记录标准电压、示波器静态扫描、回零等)。

(2)手术器械和玻璃器皿的清洗与擦拭。

(3)对实验台、周围环境进行擦拭与清扫。

2. 动物处置　急性实验后，动物要处死，并严格按照有关规定送到指定地点，集中消毒焚烧。

3. 整理数据和资料　对实验中的数据资料进行归纳和初步分析，对难以解释的“非预期结果”可进行小组讨论，找出可能的原因。

4. 撰写实验报告或实验论文，按时呈交指导教师评阅。

（李国彰）

第二节 常用实验仪器和实验器械

随着科学实验仪器的研发和生物信号检测技术的不断进展，生理学实验的记录手段得到了迅速的发展，古老的记纹鼓已经退出历史舞台，代之以生理记录仪。近年来随着计算机在医学实验中的应用，MedLab 生物信号采集处理系统，成为一机多能多用、同步监视信号、快速统计处理、实时记录输出、存储、随时调用等诸多优点融为一体的优化统合系统。生理学实验的完成有赖于健康的受试者（动物或人）和完备的实验仪器设备系统（图 1-1），后者主要由 4 个部分构成，即刺激系统、信号探测转换系统、信号调节系统和显示、记录系统。

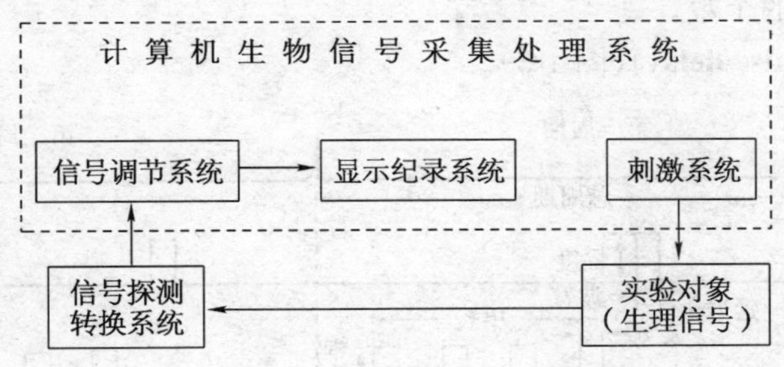

图 1-1 生理实验仪器设备系统示意图

一、刺激系统

刺激系统是生理学实验中必备的实验装置之一，它由电子刺激器、刺激隔离器和刺激电极等 3 个部分组成。

（一）电子刺激器

刺激与反应是机体组织兴奋性观察的两个重要的指标。刺激的种类很多，包括物理刺激（如电刺激、机械刺激、声音刺激、光线刺激、温度刺激等）、化学刺激和生物刺激等。在电生理学实验中，电刺激是一个常用的实验技术，特别是神经、肌肉的实验尤为重要。通过电刺激组织，观察机体组织的生物电和功能活动的改变。采用电子刺激器进行电刺激，可根据需要随意选定刺激方式（方波或双向尖波）、刺激频率和刺激强度。

电子刺激器（electron stimulator）是为机体和组织提供电刺激的仪器装置，有恒压输出和恒流输出两种。在生理学实验中，一般采用恒压刺激器。电子刺激器的刺激波形可大致分为方波（矩形波）、三角波、锯齿波、正弦波等多种（图 1-2），其中以方波应用最广。随着计算机应用技术的发展，可由计算机控制程控刺激器，采用鼠标点击简捷方便，刺激方式和参数任意可调。

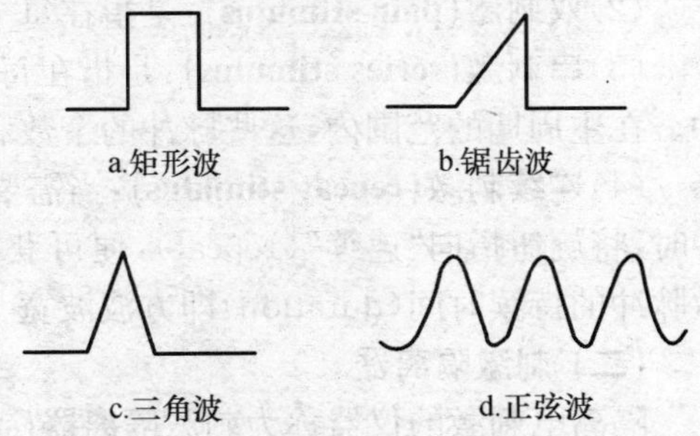

图 1-2 刺激波形示意图
（引自王佩等译．生理学实习．北京：人民卫生出版社，1980）

1. 刺激器的使用方法

(1)连接刺激系统：按电源线-电子刺激器-刺激隔离器-刺激电极-实验动物的顺序连接好刺激系统。若不用刺激隔离器，则将刺激器的输出端作为输出。

(2)选取刺激形式：如“单个”(single)或“连续”(repeat)。

(3)设定刺激参数：目前刺激参数的调节旋钮均为连续可调形式，因此开始时应注意使调节旋钮回零，刺激强度和刺激频率的选择应由小到大，增加速度适当，不可过快。否则将会影响阈刺激的捕捉，甚至会导致过强的刺激输出损伤组织。

1)刺激强度：通常以刺激脉冲的电压幅度表示，并有粗调和细调两档。

2)**刺激波宽(stimulus waveduration)**：选定一个脉冲的时程。

3)**刺激频率(stimulus frequency)**：为连续刺激参数，单位为 Hz。其数字表示为单位时间内所含主周期的个数。

4)**脉冲延迟(pulse delay)**(图 1-3)。

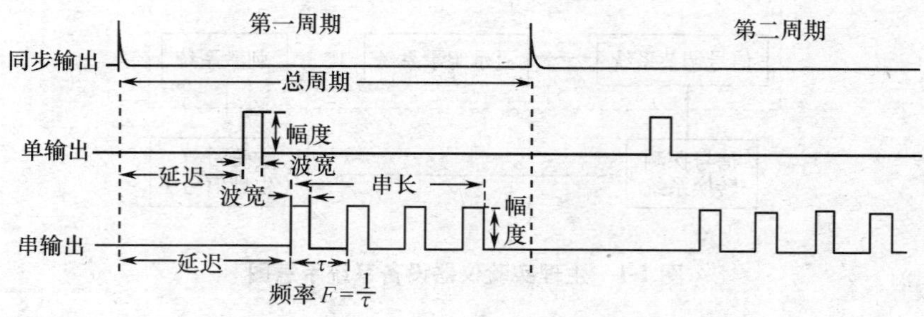

图 1-3　电子刺激器方波刺激及参数设计示意图

(引自陈克敏主编．实验生理科学教程．北京：科学出版社，2001)

2. 刺激方式　电子刺激器的方波输出刺激有单个刺激、连续刺激、串刺激和双刺激等多种形式。

(1)**单个刺激(single stimulus)**：用单个脉冲进行刺激时，必须考虑刺激强度(方波高度)、刺激的持续时间(方波宽度)和刺激波形的上升速度(方波的上升时间)等刺激的三大要素。由于方波的上升时间在理论上为无限大，因此，通常只考虑刺激强度和刺激的持续时间。

(2)**双刺激(pair stimulus)**：是指在每个刺激周期(主周期)中包含 2 个刺激脉冲。

(3)**串刺激(series stimulus)**：是指在每个刺激周期(主周期)中包含 2 个以上的刺激脉冲。在主周期的范围内，这些脉冲的个数和间隔是随意设定和可调的，脉冲的振幅相等。

(4)**连续刺激(repeat stimulus)**：当需要向组织输出一定强度、一定持续时间的连续脉冲时，将旋钮指向“连续”(repeat)，便可获得所要求的刺激频率。给定刺激时，需注意刺激脉冲的持续时间(duration)即方波波宽与刺激频率的关系。

(二) 刺激隔离器

隔离电刺激的仪器称为**刺激隔离器(stimulus isolator)**，其用途是消除地环干扰，避免伪迹和误差。由于刺激器输出的一端为地，因此在记录生物电时接通到组织去的电刺激必须和地面进行隔离。若不进行隔离，将使交流电波或刺激伪迹带入记录系统，导致示波器荧光屏上的生物电波形完全被掩盖。可见，刺激隔离器是电生理学实验研究必不可少的仪器之一。

(三) 刺激电极

刺激电极(stimulus electrode)是刺激系统不可缺少的重要组成部分,选取适当的质量可靠的刺激电极和准确地置放刺激电极,对于提高实验的精度来说是必须的条件。刺激电极的种类很多,较为常用的有普通电极、保护电极和乏极化电极等。

1. **普通刺激电极(common stimulus electrode)** 是指采用普通金属(如不锈钢)制备的电极。普通金属宏电极具有制作容易、使用方便等特点,但是使用时需注意:①通常将电极的金属丝装嵌在有机玻璃套内,前端裸露少许金属丝。②普通金属宏电极常用于刺激离体组织时,不适于刺激时间很长的慢性实验中。因为,在电流作用下,离子进入组织,可产生毒性作用。

2. **保护电极(protected electrode)** 是指将电极的金属丝包埋在绝缘套内,电极前端仅在一侧槽露出金属丝可作用于组织。当实验需刺激深部组织时,采用保护电极,可避免刺激周围组织,以保证刺激的准确性。

3. **乏极化电极(non- polarization electrode)** 当采用直流电刺激组织时,需采用乏极化电极。因为当直流电通过组织时,金属电极与组织之间发生电解过程,产生与刺激电流相反的电动势,这种反电动势即形成了**极化电流(polarization current)**,对抗了原来的刺激电流,使刺激电流的强度衰减(失真)。刺激的时间越长,极化现象越显著,失真现象越严重。

采用乏极化电极,则可避免极化现象,常用的乏极化电极有银-氯化银(Ag-AgCl)电极、甘汞电极(汞-氯化汞电极)、锌-硫酸锌(Zn-$ZnSO_4$)电极。

二、信号探测转换系统

信号探测转换系统由信号引导电极和传感器(换能器)组成,其功能是拾取生物信号,并进而把非电生物信号转换为生物电信号。

(一) 测量和信号引导电极

1. **普通电极(common electrode)** 其电极尖端一般是毫米级的,而“微电极”尖端是微米级的,因此普通电极又称为“宏电极”. 作为记录用的宏电极,又称为“记录电极”或“引导电极”。

2. **微电极(microelectrode)** 根据制作材料不同,可分为金属微电极、碳丝微电极和玻璃微电极。由于取材方便(有市售各种规格的毛坯商品),玻璃微电极拉制仪进一步得到改进,并能自动充灌等特点,因而玻璃微电极被广泛应用。

玻璃微电极可分为单管和多管两种。单管玻璃微电极又有固定式和浮置式两种。单管玻璃微电极尖端外径一般小于 4μm,而用于细胞内电位记录的玻璃微电极尖端外径一般小于 1μm。单管玻璃微电极粗端插入银-氯化银电极作为导电连接。由于电极内径极小,电极阻抗高,选用 3mol/L KCl 溶液充灌玻璃微电极以减小电极阻抗。

多管玻璃微电极由记录管、药物管和对照管构成。记录管用以观察细胞生物电活动,其作用与单管玻璃微电极相同;药物管作用是通过微电泳法向被观察的细胞邻近极小范围内导入离子化药物;对照管的作用是与微电泳药物的效应相对照。

(二) 传感器(换能器)

传感器(也称**换能器,transducer**)由敏感元件和转换元件组成,是一种能把机体生理活动的非电信号(如压力、张力、温度、振动、流量、声、光等物理信号,以及化学和生物信号等)转换成与之有特殊函数关系的电信号的转换装置。由于生物信号复杂,因而对传感器有特殊的要求,如灵敏度高,重现性好,反应迅速,转换效率高,有适当的带宽、频响和动态范围、稳定可靠等。

1. 传感器的分类　根据感传信息工作原理的不同,可将传感器分为物理型、化学型和生物型等三类。

(1)**物理型传感器(physical transducer)**:是指利用物理性质制成的传感器,例如电阻式、电感式、压电式、光电式以及磁敏式传感器。

(2)**化学型传感器(chemical transducer)**:是指能把机体内某些化学成分、浓度等转换成与之有确定关系的电信号的传感器,例如离子感受器。

(3)**生物型传感器(biological transducer)**:是指利用生物活性物质选择性识别和测定各种生物化学物质的传感器,例如酶传感器。

2. 生理学实验常用的传感器　有阻抗变换式、压电变换式、机械变换式、容积变换式、电磁变换式、热能变换式等。采用这些传感器,可用于生物体内血压、心音、脉搏、呼吸、血流和体温等指标的测定。

(1)**压力传感器(pressure transducer)**:机体内各器官系统很多腔隙和管道,存在着大小不等的压力信号,如血压、心腔内压、胸膜腔内压、胃肠内压、颅内压、膀胱内压等,通过压力传感器可把这些压力信号转换成电信号并进一步放大,最后记录出来。可准确检测并了解机体内各器官和管道在不同条件下的动态变化过程,有助于研究体内各器官的顺应性、阻力以及各种体液的流速和流量。

压力传感器使用简便,反应灵敏,需严格遵守操作规程和注意事项:①预热与调零。首先将传感器接至主机,启动并预热 15～20min 后,将系统调到零位。②充液、排气、定位与定距。检查测压导管是否通畅,明确通畅后即可将传感器透明球盖内充满含有抗凝剂的生理盐水,排净传感器透明球盖内和测压导管内的气泡;固定传感器于某一固定位置,注意务必使液压导管的开口处与传感器的感压面在同一水平面上。③压力传感器有一定的测压范围,对超过测压范围者不得强行测压,否则将损害传感器。④严禁用注射器从侧管向闭合测压管内用力推注,以免管内压骤升,损害传感器。

(2)**张力传感器(tension transducer)**:其作用是将张力信号转换成电信号。无论是整体条件下的肌肉收缩(如心肌、胃肠肌),还是离体条件下的肌肉收缩(如坐骨神经-腓肠肌标本,以及各种肌条),肌肉收缩张力的信号都可被张力传感器拾取并转换成电信号。随后经信号的放大、处理,最后由记录系统记录出肌肉收缩的振幅。因此张力传感器广泛用于肌肉收缩形式、影响肌肉收缩因素的研究,主要适用于肌肉收缩曲线的记录。

张力传感器使用程序包括:①安装固定传感器。根据测量方向,将传感器的固定杆固定在合适的支架上,将固定杆的固定平面向下并使弹簧片保持水平。务使传感器的受拉方向正确,测力方向指向弹簧片引出口间隙较大的一方。②传感器预热。首先将传感器接至主机,启动并预热 10min。③传感器的标定。按等重量(满量程的 1/5)地加砝码到满量程,此时在显示记录系统获得相应的等距离标定线。④测力。应保证测力的方向正确,负荷量不得超过满量程的 20%。

三、信号调节系统

信号调节系统的作用是放大生物电信号，以便观察和记录。因为生物电信号的电压振幅很小，通常只为毫伏或微伏级，而且自机体不同器官、组织和细胞所引导出的生物电信号的差异很大，故需将生物电信号选择性放大。

（一）前置放大器

前置放大器（preamplifier）简称前放，其功能是放大生物电信号。常用的生物电放大器，必须具备下列要求：①有较高的抗电干扰的能力，从而能提高信号/噪声比值，有利于弱信号的放大。②最大的放大倍数不小于1000倍。③频率响应：范围为0～100kHz。④**噪声（noise）**低，整机噪声在15μV以下。通常，根据不同的需求，选择不同的放大器，例如普通生物电放大器、直流放大器、差分放大器、载波放大器等。

（二）微电极放大器

微电极放大器（microelectrode amplifier）是指配合微电极使用的生物电放大器。由于微电极的阻抗很高，而且细胞内电位的记录要高保真地记录电位变化的波形，因此对微电极放大器的要求很高。除需符合一般生物电放大器的要求外，还需有更高的输入阻抗、更小的输入**电容（capacitance）**和**阻抗（resistance）**。

安装微电极放大器需注意：①接地良好。②接通与要求电压相符的电源。③在输入为短路时调零，调节调零电位器时，输出指示应出现正或负方向的连续变化，并能调到零点，否则该微电极放大器不能使用。④高频补偿和微电极电阻测试。将微电极放大器输入端与微电极放大器连通，微电极的尖端浸入接地的电解质溶液中，加入校正信号，调节电容补偿，尽量使输入信号达到方波。

四、显示、记录系统

生物信号经信号放大后输出，将进入实验仪器的最后一个系统，即显示、记录系统，完成对实验对象功能指标的显示、采集和记录，生理学实验的过程和结果可完全通过显示、记录系统表达出来。

（一）示波器

示波器（oscilloscope）的荧光扫描系统能够连续地将不断变化的信号（示波器显示的电信号既有原始生物电信号，也有其他非电生物信号通过换能器转换的电信号显示出来），因而非常适宜作生物信号的连续监视和检测。由于近年来生物信号采集处理系统的开发利用，示波器往往作为远距实验的监视器来使用。

根据示波器的工作原理，示波器主要由示波管、垂直和水平放大器校正信号发生器等部分组成。其面板结构一般包括示波管显示控制、时基控制、X轴控制、Y轴控制等4个主要单元。

1. 示波管显示控制单元　由荧光屏和扫描控制构成，根据需要可通过调节“聚焦”、“辉度”、“标尺亮度”等旋钮，达到满意的扫描效果。

2. 时基控制单元　控制水平扫描的“速度”、“扫描方式”各项参数。

（1）触发电平：触发电平选择旋钮调至“自动”档，则示波器可在无触发信号输入时自动连续扫描，当有触发信号输入时可自动跟随触发信号的频率作同步扫描；旋钮调至“连续”档，则示波器将按选定的扫描速度连续扫描，不受输入信号的影响；在“自动”和“连续”之间为“触发”扫描档。

(2)触发源选择：可选择的触发源有外触发、内触发和电源触发等三种，外触发和内触发均有 AC 和 DC 两种输入耦合形式。

3. X 轴控制单元　可调节 X 轴扫描状态扫描线的起点位置和扫描的时间宽度。

4. Y 轴控制单元　通过“移位”调节扫描线基线的上下位置。输入选择为“单端输入”或“差分输入”(即输入信号从 A、B 两端输入)。

(二) 生理记录仪

生理记录仪(physiological grapher)能客观地记录和显示生理学实验结果，并可作为永久的资料保存下来。

1. 二导生理记录仪　是二导程的生物信号采集记录系统，由换能放大系统和驱动走纸记录系统所组成。

二导生理记录仪的基本工作路线是生物信号→传感器→放大器→驱动走纸(由直流伺服电机、电子调速器、齿轮变速器、记录纸传速压轮等组成)→记录笔。

生理记录仪既可记录心脏、骨骼肌、胃肠平滑肌和脑的生物电信号，也可记录脉搏、动脉血压、呼吸，以及骨骼肌和心肌收缩等非电生物信号。因此，二导生理记录仪可基本满足生理学实验教学的需要。

2. 多导生理记录仪　多导生理记录仪是一种可同步记录生物体多种生理指标(如心率、心电、脉搏、动脉血压、心尖搏动、颈动脉搏动、呼吸，以及体温等)的生物电子仪器。多导生理记录仪主要由传感器、放大器、记录器和示波器组成。

多导生理记录仪的优点是：①实验者可根据实验设计和目的要求，选用不同的传感器和放大器插件，成龙配套。②生物体的各种生物信号可同步检测和记录。多导生理记录仪开发出 4 导、6 导、8 导、16 导等多种形式。

五、MedLab 生物信号采集处理系统

20 世纪后叶，医用电子技术和计算机技术得到了飞速发展，生理学实验采用多导生理记录仪对生物信号的检测和记录后，及时将计算机技术引入医用电子技术中，实现了实验仪器的智能化、数字化，开发出计算机实时记录分析系统。从而使生理学实验在整体上扩大了实验项目范围的同时，促进了实验由单纯的定性实验向定量方向发展，提高了实验的精度和数据的准确性。

MedLab 生物信号采集处理系统就是集生物信号的放大、处理、分析、储存、显示和记录于一体的高精度的生物信号计算机实时记录分析系统，它可全面取代生物医学实验中的刺激器、放大器、示波器等传统仪器。

(一) MedLab 生物信号采集处理系统的组成和基本工作原理

MedLab 生物信号采集处理系统是多 CPU 并行工作的生物信号采集处理系统，由硬件和软件两大部分组成。硬件的工作是对各种生物电信号和非电信号进行调理和放大，进而对信号进行 A/D 转换后输入计算机。软件的工作是对系统各部分进行控制和对已经数字化了的生物信号进行处理、分析、储存、显示及打印输出(图 1-4)。

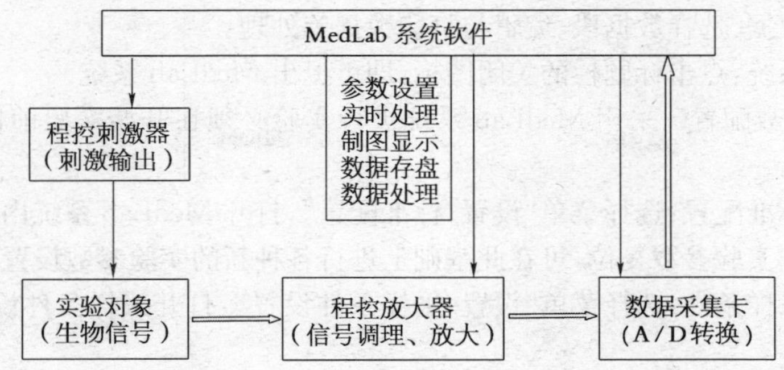

图 1-4　MedLab 生物信号采集处理系统的基本工作原理示意图

（引自朱建平主编．生理科学实验教程．北京：科学出版社，2003）

（二）MedLab 生物信号采集处理系统的基本操作

1. 实验的一般操作流程　操作流程如图 1-5 所示。

（1）启动系统：以鼠标左键双击视窗桌面上的 MedLab 系统的图标，进入 MedLab 生物信号采集处理系统软件的主控界面。

（2）选择通道：根据生物信号的快慢和通道选择的原则选择合适的通道，生物电信号（快信号）采用专用电缆接入相应的通道端口；非生物电信号（慢信号）通过相应的传感器接入相应的通道端口。

（3）确定交直流输入：通过交直流输入切换开关选择交直流输入方式。一般情况下，生物电信号输入选择交流输入形式。当输入张力、压力等非电生物信号时，转换为直流输入形式。实验者自加前置放大器的输出信号（如经微电极放大器输入的细胞动作电位信号）采用直流输入形式。

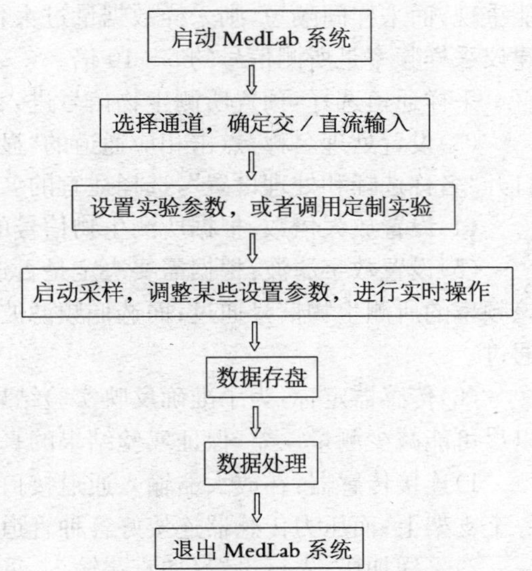

图 1-5　MedLab 系统的一般操作流程

（引自朱建平主编．生理科学实验教程．北京：科学出版社，2003）

（4）定制实验、设置实验参数：对于新开的实验，要根据实验的要求进行实验参数的设置（包括显示方式、采样间隔、通道数目、放大倍数、采样内容、滤波方式和参数、刺激方式和参数等）。实验参数设置完毕，即可作为配置文件保存，以便以后随时调用。

（5）调用配置文件：对于以前做过的实验并保存了相应配置的文件的，可直接调用配置文件，直接进入采样过程。

（6）启动采样：点击采样“开始”按钮，系统开始采样，并自动将采样数据全部保存于当前目录下的 Tempfile. ADD 文件中；采样过程中，可根据记录到的信号波形、大小，调整某些设置参数；点击采样“停止”按钮，停止采样。

（7）数据存盘：采样结束，应立即将采样数据或选取的数据自定义文件名另存。

（8）数据处理：打开已经存盘的原始数据文件，可进行查找与定位数据、调整图形大小、测量图形数据、选择数据段、编辑与打印数据等处理。

(9)退出系统：点击标题栏的关闭图标，即可退出 MedLab 系统。

2. 实验参数配置　采用 MedLab 系统进行实验必须在开始实验前做好信号采样的软件设置工作。

(1)选择标准配置：选择菜单“设置/标准配置”，打开 MedLab 系统内置的标准四通道配置，此时所有实验参数复位，可在此基础上进行各种新的实验参数设置。

(2)设置采样条件：选择菜单“设置/采样条件设置”，打开采样条件设置窗，进行以下设置：

1)显示方式：①连续记录：通常用来记录频率较低、变化较慢的生物信号(如张力、血压、呼吸等)；②记忆示波：通常用来记录频率较高、变化较快的生物信号(如神经干动作电位、心室肌动作电位等)；③慢波扫描：用来记录采样频率为 100～200Hz 的生物信号，当某种实验无法确定用何种显示方式时，可选用这种显示方式。

2)采样间隔：用来选择前后采样点的间隔时间。若采样间隔长，则采样慢，快信号不能重现；而采样间隔短，则采样数据量过大，占用硬盘空间大，不容易进行后处理。因此，建议采样频率是所测信号的 5～10 倍。

采样通道选择：预置所测生物信号进入的通道。

(3)设置处理名称：点击相应通道的“显示控制区”中的“处理名称”，在弹出的菜单中打开“名称选择和处理设置”，选择适宜的名称、观察项目。

(4)设置放大倍数：根据所测生物信号的强弱选择合适的放大倍数。

(5)设置数字滤波：根据需要决定是否选择滤波，若选高频滤波，则测试系统允许大于该频率的所测生物信号通过；而选低频滤波，则测试系统允许小于该频率的所测生物信号通过。

(6)传感器定标：为了准确反映实验结果，需在实验前对传感器进行定标(校验标准)，以尽可能减少测量误差，保证实验结果的真实性和准确性。传感器定标方法如下：

1)连接传感器：在放大器输入通道接口上连接传感器。需注意张力传感器应固定在一个支架上；而压力传感器连接好各种管道后，应将其中充满生理盐水。

2)采样加压：先行设置(如直流输入、采样条件、处理名称)并调零(使记录曲线与零线重合)后，开始采样。在传感器上施加一固定量值(如压力 15kPa、或张力 5g)，保持一段采样，取得一个平稳的定标值后，停止采样。

3)单位修正-定标：在波形曲线上升后的平稳处产生一条与曲线相交的蓝线(定标线)。选中“显示控制区”-处理名称-“单位修正窗”。“单位修正窗”窗口的“原值项”已经有了数值，只需在“新值项”下手工输入在传感器上施加的固定量值数(如前述的 15kPa 或 5g)即可。此时 Y 轴上显示的刻度即自动调整至定标刻度。

定标完成后，定标值将跟随该通道的“处理名称”一起调用，因此定标后的传感器、放大器和通道应固定使用。实验结果存盘或将该定标作为配置文件、定制实验保存起来，MedLab 系统便记忆下该定标值，此后可随时调用。

(7)设置刺激器参数：单击“刺激器控制区”，在弹出的列表中选择需要的刺激模式(单刺激、串刺激、主周期刺激)。

3. 添加实验标记　该功能对采样结束后进一步分析数据、处理实验结果和实验报告撰写都有很大帮助。

(1)系统开始采样运行时,即在采样窗上部的实验标记添加区实时编辑标记内容,点击标记按钮,将标记内容送到时间轴上。

(2)需要显示实验标记内容时,停止采样后即可将鼠标箭头移至显示的标记上,按住鼠标不放,标记内容(包括时间、编辑内容)就显示出来。

4. MedLab 数据文件的存盘、编辑、处理和打印输出

(1)实验结果存盘:为保证不丢失文件数据资料,MedLab 系统有如下存储功能,①采样同步保存:只要启动采样,MedLab 系统就自动在当前目录下自动生成一个名为 Tempfile. ADD 的临时文件,该文件将所有"本次"采集到的数据全部保留,"本次"是指不关闭当前界面,不进行新文件操作。若打开一个已经存盘的文件后启动采样,或暂时停止采样后再次启动采样,数据向后接续,边采边存。②按需保存:当系统采样时,若想保存以后的实验结果,需按下"观察"按钮,MedLab 系统除生成一个 Tempfile. ADD 的临时文件外,还按照"用户名"-"日期"-"时间"-"文件序号" 自动命名一个数据文件,如 MedLab2005-08-18-16-30-45(3)。

(2)打开文件、编辑:采样停止时,可打开 MedLab 系统已存盘文件,进行浏览观察曲线,并进行编辑、测量、观察处理。在已打开的文件的曲线中,可选中所需曲线段进行剪切、复制和粘贴,另存其他文件名。

(3)实验结果处理　包括实验数据的测量、计算、存储、统计和制作图表等。

1)自动处理:点击"在线测量"按钮,在采样的同时对实验结果进行测量,在通道右侧的"显示控制区"可显示实时测量的结果。

2)手动处理:点击"测量"按钮,根据需要选择测量、观察、区段测量等方法,测量后在通道右侧的"显示控制区"可显示测量的结果。

需要时可将测量结果记入 MedLab 电子表格。由于 Excel 软件可与 Prism、Sigma Plot 等著名的统计和制图软件互传数据,这样便可进行实验数据统计和制作图表。

(4)实验结果打印:点击"打印预览"快捷按钮,选定图文份数、图形及数据放置位置,打印输出。

六、常用手术器械、配件与设备

(一) 常用手术器械

动物实验常用的手术器械包括手术剪、手术刀、手术镊、血管钳、组织钳、持针器、缝合针、血管夹等(图 1-6),这些器械除少数是根据需要特制以外,大多数是采用人用外科手术器械。生理学实验常用的动物可分为两类,即两栖类动物(蟾蜍或青蛙)和哺乳类动物,因此手术器械也相应分为两类。

在生理实验室,两栖类动物的手术器械常配套装入蛙手术包(市售)内,便于保护手术器械,又便于清点数量。两栖类动物的手术器械含如下几种:手术剪、手术刀、手术镊、血管钳、组织钳、血管夹等;哺乳类动物的手术器械由于数量较多,通常装入敷有纱布的加盖白搪瓷盘内,哺乳类动物的手术器械主要有手术剪、手术刀、手术镊、血管钳、组织钳、持针器、缝合针、血管夹等。

1. 手术剪(surgical scissors)　依据用途不同包括以下几种:

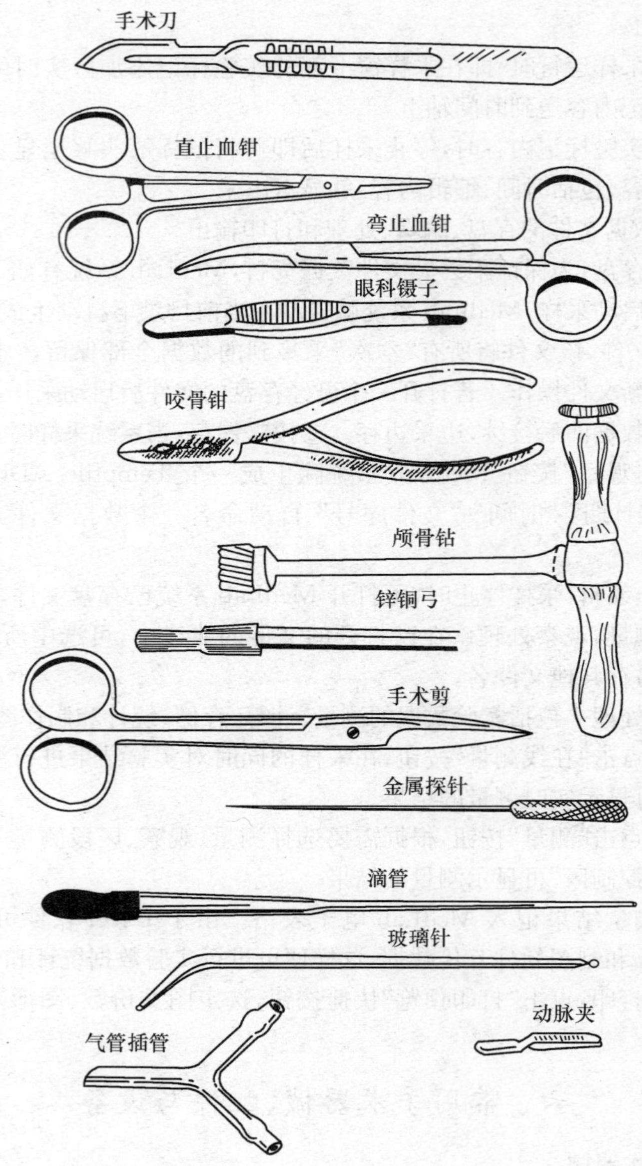

图 1-6　常用手术器械示意图

（改编自沈岳良主编．现代生理学实验教程．北京：科学出版社，2002）

(1)粗剪刀(普通剪刀)：通常用于两栖类动物实验。用于剪骨、肌肉和皮肤等较为坚硬和粗厚的组织。

(2)弯手术剪：常用于剪毛。弯剪刀剪毛可适于配合动物的自然弯曲，但是剪毛时仍然需要动作轻巧地仔细推进，以避免损伤皮肤。

(3)直手术剪(组织剪)：常用于剪开皮肤(哺乳动物)、皮下组织、筋膜和肌肉等。眼科剪仅限用于神经、血管和输尿管等细软组织的剪切。

2. **手术刀(scalpel)**　用于切开家兔、猫和犬的皮肤、脏器等。手术刀包括手术刀片

(直式和弧形)和刀柄两部分。

3. **手术镊(tweezers)**　依据用途不同包括以下几种：

(1)普通镊子(圆头镊子、组织镊子)：通常用于牵拉切口处的皮肤和夹捏较厚的组织。对组织损伤较小，但用力要适当。

(2)有齿镊：常用于牵拉坚硬的筋膜和切口处的皮肤，但不可夹捏内脏和某些细软组织(如神经和血管等)。

(3)眼科镊：仅限用于神经、血管和输尿管等细软组织夹持。

4. 手术钳

(1)**血管钳**(又称止血钳，**hemostatic forceps**)：有多种类型，根据需要可选用直止血钳和弯止血钳，根据不同组织还需选用大小不同型号的止血钳。血管钳除用于夹住出血点以止血以外，还有如下作用：有齿的血管钳用于提起切口处的皮肤，无齿的血管钳可用于分离皮下组织和肌肉，而纹式血管钳用于分离小血管及神经周围的结缔组织。

(2)**骨钳**(又称咬骨钳，**bone forceps**)：常用于打开颅腔和骨髓腔时咬切骨质。

5. 缝合器械　缝合针分为棱针和小圆针两种。棱针用于缝合皮肤和皮下组织；小圆针用于缝合肌肉组织；缝合线有丝线、棉线和肠溶线等3种，丝线常用于缝合皮肤和皮下组织；肠溶线常用于缝合胃肠等内脏组织；持针器(又称针持)用于夹持缝合针。

(二) 常用实验配件

1. **蛙心夹(frog heart clip)**　由硬质不锈钢丝制成。使用时，将其"发夹"端夹住心尖，另一端借助缚线连接于张力传感器，用于两栖类动物在体心脏实验。

2. **血管夹(vessel clip)**　用于夹闭动脉或静脉，暂时阻断动脉或静脉血流，以便进行其他手术操作。

3. **气管插管(tracheal intubatton)**　是由优质塑料管拉制而成，呈Y型，因实验动物不同而型号也有所不同。气管插管一端插入气管，另一端接人工呼吸机。

4. **动脉插管(arterial intubatton)**　是由优质塑料管拉制而成，因实验动物不同而型号也有所不同。动脉插管一端插入动脉，另一端接水银检压计或压力传感器。

5. **膀胱插管(bladder intubatton)**　是由优质塑料管拉制而成，用于观察动物的尿生成情况。

6. **静脉套管(venous cannula)**　是一种带内芯的不锈钢针，用于静脉给药和补液用。静脉穿刺成功后用线固定在静脉上备用，静脉给药时即可将内芯拔出，给药完毕随即将内芯插入。

7. **静脉三通阀(venous three-way valve)**　市售有不锈钢和塑料两种规格，用于静脉点滴下断续给药。

8. **玻璃分针(glass dissecting needle)**　主要用于两栖类动物，用以分离血管和神经等组织。

9. **锌-铜弓(bimetal electrode)**　又称铜锌叉。由铜条和锌条组成两臂，用锡将二者焊接在一起而形成弓状。主要适用于两栖类动物神经-肌肉实验，是用作检验神经肌肉组织兴奋性的简便装置。

10. **金属探针(metal probe)**　主要适用于两栖类动物神经-肌肉实验，用以破坏脑和脊髓。

(三) 常用实验设备

1. **蛙手术板(frog board)** 主要适用于两栖类动物实验,有木制、玻璃和带釉瓷板等多种,木制蛙手术板是一种带孔的木板,连有一不锈钢固定棒,可固定在万能支架(台)上。往往是用大头针将蟾蜍(或青蛙)的四肢固定在蛙手术板上。

2. 兔手术台 是专门为家兔的在体实验和手术而设计的。兔手术台主要有4部分构成:①塑料台作为基本结构;②可调四肢固定器(由不锈钢制成);③头部固定支架;④保温装置。

3. 犬手术台 犬手术台通常为木质结构或钢木结构,除体积、长度和高度大于兔手术台以外,其结构设计和组成基本相同。

4. **人工呼吸机(artifical respirator)** 主要用于哺乳动物(如大鼠、豚鼠、家兔和犬)在体实验中的人工辅助呼吸,因此该仪器设置了大小不同的潮气量和呼吸速率的标准,根据不同动物,选取不同的潮气量和呼吸速率档位。

(李国彰)

第三节 常用实验动物

实验动物是指经过科学育种,人工繁殖、饲养,遗传背景明确,品系清楚的动物。它们是用于生物医学的科学研究和教学的主要实验对象。

一、常用实验动物的选择

选用适宜的实验动物是进行科学研究实验和生理学教学实验初始设计需要考虑的首要问题。通过对实验的目的要求、实验动物的解剖学和生理学特点等多方面因素综合分析,以选择适宜的实验动物种类和品系。选择实验动物应符合基本原则如下:

(一) 基本原则

1. **相似性原则(resemble principle)** 利用动物实验的结果,分析和推断正常人体生命活动的规律和不同层次(整体、器官系统和细胞分子等水平)功能活动的规律,是生理学的主要研究方法和途径。因此,须选择在器官结构、功能,以及新陈代谢等方面与人体相似或非常相近的动物进行实验,即相似性原则。如豚鼠听觉特性和人的相近,因此听觉方面的生理学实验,通常采用豚鼠。

2. **特殊性原则(specific principle)** 某些实验动物体内的构造特殊和反应差异,因此可根据某些实验的目的和要求,恰当地选择那些符合实验要求的具有特殊解剖和生理学特点的实验动物。如家兔颈部的交感神经、迷走神经和降压神经分别存在,独立行走;而其他动物(如猫和犬)的降压神经走行于迷走一交感干或迷走神经中,如果要观察降压神经对心血管的作用,应选择家兔。

3. **标准化原则(standardized principle)** 为了保证动物实验结果的准确性和可重复

性，应选择标准化动物。医学科研实验对实验动物的标准化的要求极其严格，通常是根据动物的特点，结合实验的目的、内容和水平，决定选择动物的品系种类和微生物控制等级。

标准化动物的培育成本是比较高的，而生理学教学实验着重于医学生的实验技能、技术和方法学学习过程的培养，使用动物的数量较多，因此从价格经济和来源来说，还是应选择饲养便宜、价格经济和容易获得的实验动物。

（二）实验动物的规格

实验动物的规格包括年龄、性别、生理状态和健康情况。

1. 实验动物的年龄　实验动物的器官组织结构、功能和新陈代谢等方面，往往有加龄的变化，老年动物器官组织退化，功能减退，新陈代谢水平下降，兴奋性下降；而幼龄动物的反应较成年动物灵敏，成年动物的反应较老年动物敏感，但一般动物实验多选用成年动物。一般来说，实验动物的体重与年龄呈正变关系，故可用动物的体重来断其年龄，如成年动物的体重分别是：小鼠为20～30g，大鼠为200～400g，豚鼠为400～700g，家兔为1.2～1.5kg，猫为1.5～2.0kg，犬为9.0～15.0kg。

2. 常用实验动物性别的辨识

（1）蛙和蟾蜍：雄性者背部有光泽，前肢的大趾外侧有一直径约1mm的黑色突起，捏其背部时会叫，前肢多半呈曲环钩姿势；雌性者无上述特点。

（2）小鼠和大鼠：性别的鉴别要点有二：①雄鼠可见阴囊内睾丸下垂，尤以大热天为明显；成熟雌鼠的腹部可见乳头。②雄鼠的尿道口与肛门距离较远，雌鼠则较靠近。

（3）豚鼠：与小鼠和大鼠基本相同。

（4）家兔：雄兔可见阴囊，两侧各有一个睾丸，用拇指和食指按压生殖器部位，雄兔可露出阴茎；雌兔的腹部可见乳头。

二、常用实验动物的种类及特点

应指出，目前生理学实验经常使用的是市售动物或家庭饲养动物，因而并非是真正意义上的“实验动物”。为避免传染病的流行，必须对实验动物身上的微生物、寄生虫进行控制。按微生物被控制的程度分级，通常被分为四级：①一级：普通动物；②二级：清洁级动物；③三级：无特定病原体动物，即SPF动物；④四级：无菌动物，即GF动物。根据实验动物国家标准（2001年版），小鼠和大鼠，按清洁级、SPF和GF等三级控制，取消普通级小鼠和大鼠的生产；豚鼠和家兔，按普通级、清洁级、SPF和GF等四级控制；猫和犬按普通级、清洁级和SPF等三级控制。

生理学实验中常用的实验动物有以下数种，其特点简介如下：

1. **蟾蜍（toad）和青蛙（frog）**　是生理学实验教学活动中常用的小动物，主要用于神经系统和心血管系统生理学实验。整体条件下，蟾蜍可用于神经反射、心脏起搏点分析、心肌动作电位描记和微循环观察等方面的实验。制备的蟾蜍坐骨神经-腓肠肌标本被广泛用于外周神经、骨骼肌和神经-骨骼肌接头等方面的实验研究。但是，两栖类动物实验观察结果的意义和价值，显然具有一定的局限性。

2. **小鼠（mouse）**　是医学实验中用途最广泛和最常用的哺乳类动物，特别是在药理学实验（如药物筛选、急性毒性实验）和免疫学实验（如抗肿瘤研究）中使用尤其广泛。在生理学教学实验中，小鼠可用于中枢神经、内分泌和新陈代谢等方面的实验。

例如小鼠一侧小脑损伤的实验观察、小鼠新陈代谢的实验观察等。

小鼠品系较多，常用的是昆明小鼠。最近的研究结果表明小鼠的基因表达与人的趋同性最高，甚至可达 90%以上，使得小鼠的某些实验结果的意义和价值升高。

3. **大鼠(rat)** 是医学中最常用的实验动物之一，经常使用的种类是 SD 大鼠和 Wister 大鼠。大鼠经常用于心血管、神经、内分泌系统的实验。由于大鼠垂体-肾上腺系统很发达，垂体摘除比较容易，故经常用来进行垂体、肾上腺等神经-内分泌的研究；由于大鼠对新环境容易适应、有探索性、易训练、对惩罚和暗示敏感等特性，因而大鼠已被广泛用于行为学、学习与记忆等中枢神经高级功能活动的实验研究。

4. **豚鼠(cavy)** 又称**荷兰猪(guinea pig)**，主要用于血清学和细菌学、免疫学等方面的实验。豚鼠血管反应敏感，切断迷走神经引起肺水肿的实验效果比其他动物明显。由于豚鼠的听觉灵敏，能识别多种不同的声音。而且听觉特性和人的相近，实验结果易于推导到人。因此，听觉方面的实验主要采用豚鼠，如微音器电位、复合听神经电位的记录、听区皮层诱发电位的记录等。

5. **家兔(rabbit)** 是医学实验中常用的动物之一，其中最为常用的是中国本兔(白色毛、红眼、嘴较尖、耳短而厚)、青紫蓝兔(银灰色毛、抵抗力比白色毛兔强)和大耳白兔(日本大耳兔)。生理学教学实验常用的是中国白兔。家兔可用于心血管、呼吸、泌尿系统、神经系统等实验。例如整体条件下，家兔动脉血压的调节、呼吸运动的调节、影响尿生成的因素、家兔大脑皮质运动区的功能定位等实验。离体家兔的心脏在其适宜的营养液中，仍能生存和搏动很长时间，因而便于进行长时间实验观察。

6. **家猫(cat)** 总体而言，生理学实验较少采用家猫，但由于家猫有极敏感的神经系统和发达的循环系统，生理学经典的去大脑僵直的实验就是在家猫进行的；家猫的血管较其他动物牢固，因此家猫常用作循环系统的实验。此外，用家猫作针刺麻醉的实验研究的效果也较为理想。

7. **犬(canine, dog)** 犬是研究机体各系统生理学、病理生理学改变的主要动物。犬有发达的循环系统和神经系统，以及基本上与人相似的消化过程。因而在进行循环、消化和神经系统等方面的实验研究时，犬更为常用。由于犬易于驯养，驯养后能很好的配合，因而也适于慢性实验，如巴甫洛夫所作的经典的条件反射实验就是以犬为实验动物的。由于犬的价格较昂贵，经常用于科研实验，一般生理学教学实验不常用。

三、常用实验动物的主要生理参数

表 1-1 常用实验动物的心率正常值

动物种类	性别	心率(次/分)	测定时条件	测量方法	测量例数
小鼠	—	376±4.9	戊巴比妥钠麻醉	心电图测量	10
大鼠	雄	373±7.7	戊巴比妥钠麻醉	心电图测量	22
豚鼠	雄	252±12	笼中静止时	心电图测量	5
家兔	—	246	戊巴比妥钠麻醉	心电图测量	5

表 1-2　常用实验动物的动脉血压正常值

动物种类	性别	平均动脉压(mmHg)	测定时条件	测量方法	测量例数
犬	—	121±19	经过训练、清醒	心电图测量	20
小鼠	—	99.0±2.0	乙醚麻醉	尾部间接测压	40
大鼠	雄	88.0±10.7	乙醚麻醉	主动脉插管	20
豚鼠	—	57.2	麻醉	颈总动脉插管	8
家兔	雄	90.0	麻醉	颈总动脉插管	20
犬	—	133.0±2.7	戊巴比妥钠麻醉	颈总动脉插管	30

表 1-3　常用实验动物的呼吸频率正常值

动物种类	性别	呼吸频率(次/分)	测定时条件	测量方法	测量例数
小鼠	—	94.0	—	呼吸描记器	10
大鼠	—	85.5	戊巴比妥钠麻醉	呼吸描记器	35
豚鼠	—	60.0±20	戊巴比妥钠麻醉	呼吸描记器	10
家兔	雄	56.0	戊巴比妥钠麻醉	未注明	5
犬	—	28.2±3.25	戊巴比妥钠麻醉	体积描记仪	39

表 1-4　常用实验动物的体温正常值

动物种类	性别	年龄	体温(℃)	测量部位	测量例数
小鼠	雄	1年以上	36.7±1.3	直肠	50
大鼠	雄	4个月至1年	36.7±0.9	直肠	10
豚鼠	雄	1～2年	39.2±0.7	直肠	6
家兔	雄	1～5年	39.6	直肠	33
犬	—	成年犬	38.2	直肠(麻醉状态)	77

表 1-5　常用实验动物的代谢率、氧耗量的正常值

动物种类	性别	外界温度(℃)	测量条件	测量例数	耗氧量 ml/(g·h)	代谢率 cal/(m^2·h)
小鼠	—	31.0～31.9	空腹	50	—	26.6±1.2
大鼠	雄	28.0	睡眠、空腹	42	0.69±0.023	—
大鼠	雄	27.0	空腹	10	—	28.29±0.41
豚鼠	—	30.0～30.9	空腹	6	—	24.70±0.41
豚鼠	—	25.0	空腹	6	0.833	—
家兔	—	28.0～32.0	基础状态	20	—	26.0
犬	雄	24.0	安静	9	—	28.0

（李国彰）

第四节 常用生理溶液以及实验药品剂量的确定

一、生理溶液

(一)常用生理盐溶液的成分及配制

生理实验中常用的生理盐溶液有数种,其成分和用途各异(表 1-6)。配制生理盐溶液的方法是将各成分分别配成一定浓度的基础溶液(见表 1-7),然后按表所载分量混合之。

表 1-6 常用生理盐溶液的成分(g)及用途

试剂	任氏液	乐氏液	台氏液	生理盐水	
	两栖类	两栖类	哺乳类(小肠)	两栖类	哺乳类
氯化钠(NaCl)	6.50	9.00	8.00	6.50	9.00
氯化钾(KCl)	0.14	0.42	0.20	—	—
氯化钙($CaCl_2$)	0.12	0.24	0.20	—	—
碳酸氢钠($NaHCO_3$)	0.20	0.1~0.3	1.00	—	—
磷酸二氢钠(NaH_2PO_4)	0.01	—	0.05	—	—
氯化镁($MgCl_2$)	—	—	0.10	—	—
葡萄糖	2.0(可不加)	1.0~2.5	1.00	—	—
蒸馏水加至(ml)	1000	1000	1000	1000	1000

应当注意:①配制时先将各种原液(除氯化钙、葡萄糖)混合,而后加入蒸馏水,最后再逐滴加入氯化钙,边加药边搅拌,以免形成沉淀。葡萄糖在临用前加入,加入葡萄糖溶液不能久置。②配制成的生理溶液,要注意测定与校正溶液的 pH,任氏液应校正到 pH 7.2,乐氏液和台氏液应校正至 pH 7.3~7.4。

表 1-7 几种生理盐溶液的配制方法

原液成分	任氏液	乐氏液	台氏液
20% NaCl(ml)	32.5	45.0	40.0
10% KCl(ml)	1.4	4.2	2.0
10% $CaCl_2$(ml)	1.2	2.4	2.0
5% $NaHCO_3$(ml)	4.0	2.0	20.0
1% NaH_2PO_4(ml)	1.0	—	5.0
5% $MgCl_2$(ml)	—	—	2.0
葡萄糖(g)	2(可不加)	1~2.5	1.0
蒸馏水加至(ml)	1000	1000	1000

(二) 常用抗凝剂的配制

1. 柠檬酸钠 又称枸橼酸钠。体外抗凝:常用 3.8% 柠檬酸钠溶液,用量为:柠檬酸钠溶液与血液之比为 1∶9,如用于红细胞沉降率的测定等。急性血压实验常用 5% 柠檬酸钠溶液抗凝。

2. 肝素 ①体外抗凝:取 1% 肝素溶液 0.1ml 于试管内,均匀浸润试管内壁,放入 80℃～100℃烘箱中烤干备用。每管可用于 5～10ml 血液。②体内抗凝:常用量为 5～10mg/kg。

市售肝素注射浓度为 12500U/ml,相当于肝素钠 125mg。置于 4℃保存。

3. **草酸钾(potassium oxalic acid)** 用于血液样品检验的抗凝。在试管内加饱和草酸钾溶液 2 滴,轻轻叩击试管,使溶液均匀分散到试管壁四周,置低于 80℃的烘箱内烤干备用。此抗凝管可用于 2～3ml 血液抗凝。

二、实验药品剂量的确定

用药剂量的确定是实验研究的重要问题。人或某种动物的剂量一般可从有关书籍或文献中查得,此时能否折算为其他动物的剂量这是生理学实验中常常碰到的问题。

(一) 动物间药物剂量按动物体型系数的换算

生理学实验中常用药物剂量按千克体重(mg/kg) 计算。动物种属不同时,每千克体重剂量亦不同。即使同种动物也会因体重不同而所给药物剂量不同。因而应准确计算出不同种属、同种属但不同体重动物的剂量。

既可用于不同种属动物,也可用于同种属但不同千克体重的动物,其给药剂量计算公式如下:

$$d_B = d_A \times R_B / R_A \times (W_A / W_B)^{1/3}$$

式中 d_A、d_B 为 A、B 两种动物的每千克体重剂量(mg/kg)。R_A、R_B 是动物体型系数,可由表 1-8 查到。W_A、W_B 是动物的体重(kg)值。

表 1-8 不同种属的动物体型系数(R)

动物种属	小鼠	大鼠	豚鼠	兔	猫	猴	狗	人
体型系数	59	90	99	93	82	111	104	100

例 1:已知 12kg 成年家狗剂量为 33mg/kg,求 4kg 幼犬给药剂量。

$$d_A = 33mg/kg, R_A = R_B = 104, W_A = 12kg, W_B = 4kg$$

则 4kg 幼犬的给药剂量 $d_B = 33 \times 104/104 \times (12/4)^{1/3} = 27.8mg/kg$。

例 2:已知 20g 小鼠用药剂量为 3.2mg,求 12kg 家犬每千克体重给药剂量。

$d_A = 3.2mg/0.02kg = 160mg/kg, R_A = 59, R_B = 104, W_A = 0.02kg, W_B = 12kg$。

则 $d_B = 160 \times 104/59 \times (0.02/12)^{1/3} = 33.4mg/kg$。

(二) 人和动物间按体表面积折算等效剂量的换算

前述公式用于计算动物间给药剂量较为准确,但相对较复杂。一般情况下可用查表法大略换算(表 1-9)。

表 1-9 人和动物间按体表面积折算等效剂量比值表

	小鼠(20g)	大鼠(200g)	豚鼠(400g)	兔(1.5kg)	猫(2.0kg)	猴(4.0kg)	狗(12kg)	人(70kg)
小鼠(20g)	1.0	7.0	12.25	27.8	29.7	64.1	124.2	387.9
大鼠(200g)	0.14	1.0	1.74	3.9	4.2	9.2	17.8	56.0
豚鼠(400g)	0.08	0.57	1.0	2.25	2.4	5.2	4.2	31.5
兔(1.5kg)	0.04	0.25	0.44	1.0	1.08	2.4	4.5	14.2
猫(2.0kg)	0.03	0.23	0.41	0.92	1.0	2.2	4.1	13.0
猴(4.0kg)	0.016	0.11	0.19	0.42	1.0	1.9	1.9	6.1
犬(12kg)	0.08	0.06	0.10	0.22	0.23	0.52	1.0	3.1
人(70kg)	0.0026	0.018	0.031	0.07	0.078	0.16	0.32	1.0

表 1-9 列出了人和动物间体表面积折算比值，通过该表可快速计算出各种动物所需的用药剂量。

例如，已知某药用于大鼠的有效剂量 50mg/kg，求该药为兔的等效剂量。查表 1-9，从横向列表的动物种类中找到兔，再从竖向排列的动物种类中找到大鼠，两相对应的数据为 3.9，则 50mg/kg×3.9＝195mg/kg，即兔的等效剂量大略为 195mg/kg，可试用该剂量进行兔的药效实验，并根据药物反应适当调整剂量。

（祁小燕　张志雄）

第五节　生理学实验基本操作技术

一、常用动物的捉拿方法

1. 蛙和蟾蜍　用左手将动物握紧在手掌中，拇指和食指分别压住其左、右前肢，并以左手中指、名指、小指压住其左腹和后肢，右手进行脑、脊髓破坏等操作。抓取时，禁忌挤压两侧耳部的腺体，以免毒液射入眼中。

2. 小白鼠　捉拿方法有二，一种是用右手提起尾部，放在鼠笼盖的铁丝网上或其他粗糙面上，向后上方轻拉，此时小鼠前肢紧紧抓住粗糙面，迅速用左手拇指和食指捏住小鼠颈背部皮肤并用小指和手掌尺侧夹持其尾根部固定手中；另一种是只用左手，先用拇指和食指抓住小鼠尾部，再用手掌尺侧及小指夹住尾根，然后用拇指及食指捏住其颈部皮肤。前一方法简单好学，后一方法较难，但便于快速捉拿给药。取血及静脉注射时，可将小鼠固定在金属或木制固定器上（图 1-7）。

3. 大白鼠的捉拿方法　捉拿时应戴帆布手套捉持（图 1-8），方法基本与小白鼠相同。若大鼠过于凶猛，可待其安静后，再捉拿或用卵圆钳夹其颈部抓取。另外一种方法是以右

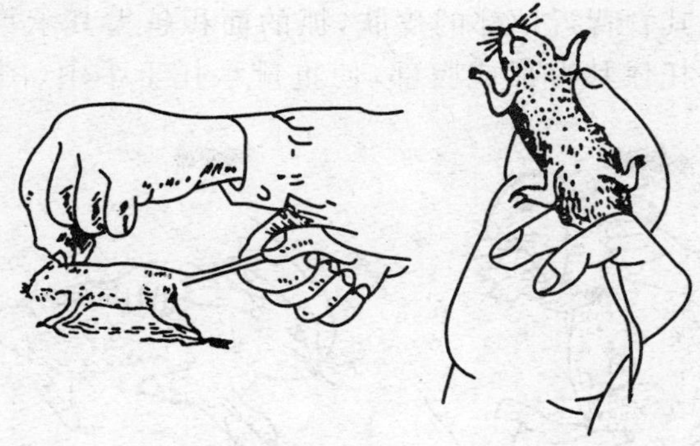

图 1-7 小白鼠的捉拿法示意图

(引自沈岳良主编. 现代生理学实验教程. 北京:科学出版社,2002)

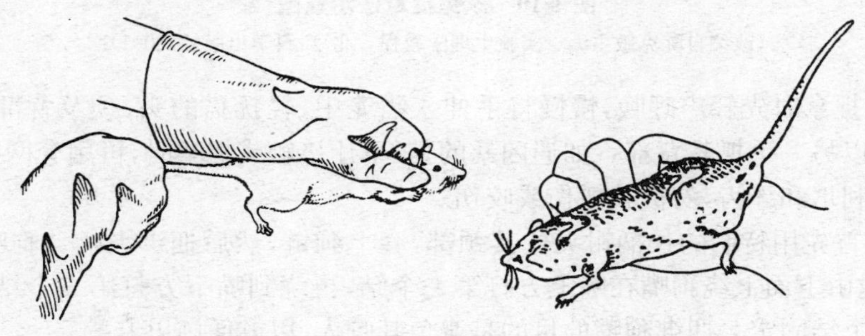

图 1-8 大白鼠捉拿法示意图

(引自赵华、杨世杰主编. 医用机能实验教程. 北京:科学出版社,2004)

手抓住鼠尾,左手戴防护手套或用厚布盖住鼠身作防护握住其整个身体,并固定其头骨防止被咬伤,但不要握力过大,勿握其颈部,以免窒息死亡。再根据实验需要将大白鼠置于固定笼内或用绳绑其四肢固定于大白鼠手术板上。大鼠在惊恐或激怒时易将实验操作者咬伤,在捉拿时应注意。

4. 豚鼠 生性胆小,故捉取时要求快、稳、准。方法是:先用右手掌迅速而又轻轻地扣住豚鼠背部,抓住其肩胛上方,以拇指和食指环握颈部,对于体型较大或怀孕的豚鼠,可用另一只手托住其臀部(图 1-9)。

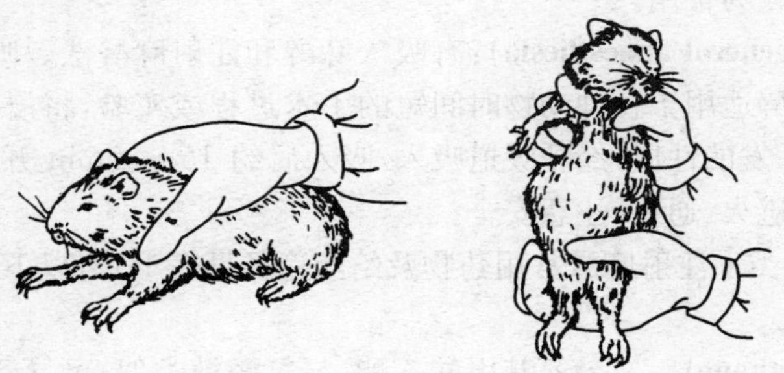

图 1-9 豚鼠捉拿法示意图

(引自赵华、杨世杰主编. 医用机能实验教程. 北京:科学出版社,2004)

5. 兔　用手抓起其脊背近颈部的皮肤，抓的面积越大其承重点越分散。如家兔肥大应再以另一只手托住其臀部或腹部，使重量承托于手中（图 1-10），然后按实验要求固定。

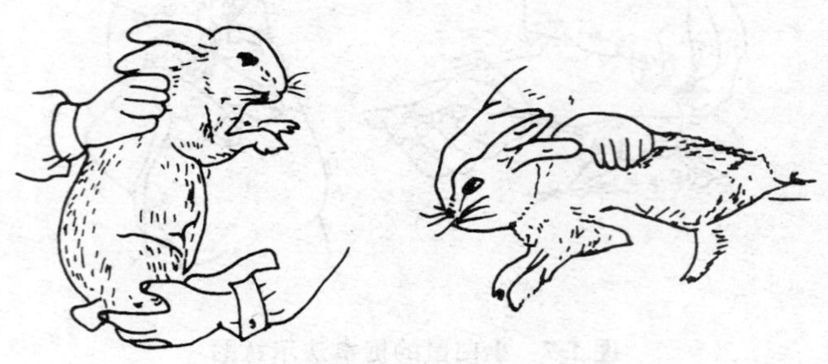

图 1-10　家兔捉拿法示意图

（改编自陈克敏主编．实验生理学教程．北京：科学出版社，2001）

6. 猫　捉拿时先轻声呼唤，慢慢将手伸入猫笼中，轻抚猫的头、颈及背部，抓住其颈背部皮肤并以另一手抓其背部。如遇凶暴的猫，不让接触或捉拿时，可用套网捉拿。操作时注意猫的利爪和牙齿，勿被其抓伤或咬伤。

7. 犬　首先用特制的长柄钳夹住其颈部，套上狗链，然后捆绑犬嘴。狗嘴的捆绑方法：先将棉绳由下而上绕狗嘴在嘴上方打第一个结，再绕到嘴下方打第二个结，最后绕至颈后打第三个结固定。捆绑狗嘴的目的是避免其咬人，以方便施以麻醉。

二、实验动物的麻醉和给药方法

（一）实验动物的麻醉

进行在体动物实验时，宜用清醒状态的动物，这样将更接近生理状态。但进行手术或为了消除疼痛或减少动物挣扎时，必须进行麻醉。根据不同的实验要求选择麻醉方法和麻醉药。

1. 麻醉的形式

（1）**局部麻醉（local anaesthesia）**：需在动物清醒情况下进行局部实验时，可采用局部麻醉法。局部麻醉法有局部皮下注射法、黏膜局部滴药或涂药法等，0.5%～2% 普鲁卡因作皮下浸润麻醉较为常用。

（2）**全身麻醉（general anaesthesia）**：有吸入麻醉和注射麻醉法。吸入麻醉，通常采用乙醚。乙醚吸入麻醉适用于各种动物时间短的手术过程或实验，将浸有乙醚的棉球放入玻璃罩内，利用其挥发的性质，经呼吸道吸入，吸入后约 15～20min 开始发挥作用。施行乙醚吸入麻醉时应避火、通风、注意安全。

2. 麻醉药的种类　注射麻醉常用药物及给药途径见表 1-10，以下重点介绍生理学实验最常用的麻醉药。

（1）**乌拉坦（urethane）**　又名氨基甲酸乙酯，与氯醛糖类似，可导致较持久的浅麻醉，对呼吸无明显影响。乌拉坦对兔的麻醉作用较强，是家兔急性实验常用的麻醉药。对猫和狗则奏效较慢，在大鼠和兔能诱发肿瘤，需长期存活的慢性实验动物不宜用此麻醉。本药易溶于水，使用时配成 10～25% 的溶液。

(2)**氯醛糖(chloralose)**:本药溶解度较小,常配成1%水溶液。使用前需先在水浴中加热,使其溶解,但加热温度不宜过高,以免降低药效。本药的安全度大,能导致持久的浅麻醉,对自主性神经中枢的功能无明显抑制作用,对痛觉的影响也极微,故特别适用于研究要求保留生理反射(如心血管反射)或研究神经系统反应的实验。

生理学实验中常将氯醛糖与乌拉坦混合使用于中枢神经的实验,如大脑皮质诱发电位的引导等。配制时用加温法将氯醛糖溶于25%的乌拉坦溶液内,使氯醛糖的浓度为5%。狗和猫静脉注射剂量为每千克体重用1.5～2ml混合液,其中氯醛糖剂量为75～100mg/kg体重。兔也可用此剂量作静脉注射。

(3)**巴比妥类(barbiturate)**:各种巴比妥类药物的吸收和代谢速度不同,其作用时间亦有长有短(表1-10)。巴比妥类对呼吸中枢有较强的抑制作用,麻醉过深时,呼吸可完全停止。故应注意给药不可过多过快。巴比妥类药物对心血管系统也有复杂的影响,故这类药物用于心血管功能实验研究的动物麻醉,是不够理想的。

与乙醚比较,乌拉坦、巴比妥和氯醛糖等非挥发性麻醉药的优点是:使用方法简便;一次给药(硫喷妥钠除外)可维持较长时间的麻醉状态;手术和实验过程中不需要专人管理麻醉;而且麻醉过程比较平稳,动物无明显挣扎现象。缺点是:动物苏醒较慢。

表1-10　常用麻醉药物的剂量和用法

麻醉药	动物	给药途径	给药剂量(mg/kg)	配制浓度(%)	给药量(ml/kg)	维持时间
乌拉坦	狗、猫、兔	静脉、腹腔	750～1000	30	2.5～3.3	2～4h,应用安全毒性小,更适用于小动物麻醉
		直肠	1500	30	5.0	
	豚鼠、大鼠、小鼠	肌肉	1350	20	7.0	
	蛙类	皮下、淋巴	2000 100～600mg/只	20	1～3ml/只	
氯醛糖	狗、猫、兔	静脉	50	2	2.5	3～4h
	豚鼠、大鼠、小鼠	静脉、腹腔	50	2	2.5	
巴比妥钠	狗	静脉	225	20	1.12	4～6h,麻醉诱导期长,深度不易控制
	猫	腹腔	200	5	4.0	
		口服	400	10	4.0	
	兔	腹腔	200	5	4.0	
	鼠类	皮下	200	2	10	
苯巴比妥钠	狗、猫	腹腔 静脉	80～100	3.5	2.2～3.3	同上
	兔	腹腔	150～200	3.5	4.3～6.0	

续表

麻醉药	动物	给药途径	给药剂量 (mg/kg)	配制浓度 (%)	给药量 (ml/kg)	维持时间
戊巴比妥钠	狗、猫、兔	静脉	30	3	1.0	1～2h，中途加1/5量可维持1h以上，麻醉力强，易抑制，呼吸变慢
		腹腔	35	3	1.0	
		皮下	40～50	3	1.4～1.7	
	豚鼠	腹腔	40～50	2	2.0～2.5	
	大鼠、小鼠	腹腔	45	2	2.5	
硫喷妥钠	狗、猫、兔	静脉、腹腔	25～50	2	1.3～2.5	15～30min 麻醉力强，注射宜慢，维持剂量酌情掌握
	大鼠	静脉、腹腔	50	1	5.0～10.0	

(二) 常用动物的给药方法

1. 注射给药方法　应用最为广泛，而且取效迅速。

(1)**静脉注射(vein injection，iv)**

1)小鼠、大鼠：多采用尾静脉注射，先将动物固定于固定器内(可采用筒底有小口的有机玻璃筒、金属或铁丝网笼)。将全部尾巴露在固定器外面，以右手食指轻轻弹鼠尾尖部，必要时可用 45～50℃的温水浸泡鼠尾部或用 75%乙醇擦鼠尾部，使全部血管扩张充血、表皮角质软化，以拇指与食指捏住鼠尾部两侧，鼠尾静脉充盈更明显，以无名指和小指夹持鼠尾尖部，中指从下托起尾巴固定之(图 1-11)。

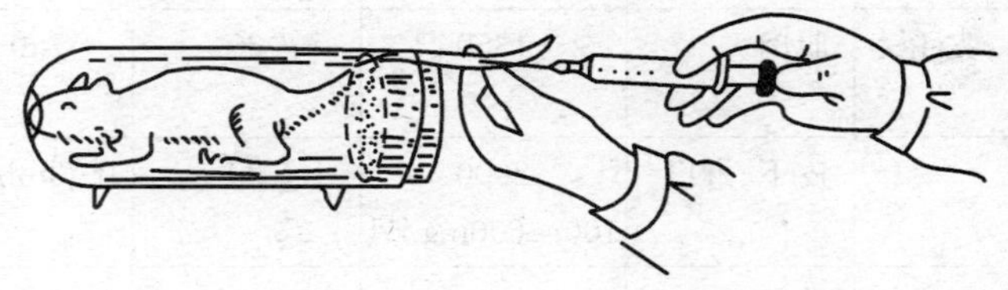

图 1-11　小鼠尾静脉注射示意图

(引自赵华、杨世杰主编．医用机能实验教程．北京：科学出版社，2004)

注射采用 4 号针头，注射针头与鼠尾部呈 30°角刺入静脉，推动药液无阻力、且可见沿静脉血管出现一条白线说明在血管内，可注药，一次注射量为 0.05～0.1ml/10g 体重。大鼠亦可舌下静脉注射或颈外静脉注射。

2)豚鼠：可选用多部位的静脉注射，一般前肢皮下头静脉穿刺易成功。也可先将后肢皮肤切开，暴露腔前静脉，直接穿刺注射，注射量不超过 2ml。

3)兔：静脉注射一般采用耳缘静脉。耳缘静脉沿耳背后缘走行，较粗，剪除其表面皮肤上的被毛，并用水湿润局部，血管即显现出来。注射前可先轻弹或揉擦耳尖部并用手指轻压耳根部，刺入静脉(第一次进针点要尽可能靠远心端，以便为以后的进针留有余地)后顺着血管平行方向深入 1cm，放松对耳根处血管的压迫，左手拇指和食指移至针头刺入部位,固定针头与兔耳,缓慢注射药液。若在实验中,需继续间断给药,最好采用头皮静脉针,注射后用动脉夹固定在兔耳上。

4)犬:常用的注射部位是后肢小隐静脉和前肢内侧皮下头静脉。注射前由助手将动物侧卧,剪去注射部位的被毛,用胶皮带扎紧(或用手抓紧)静脉近端,使血管充盈,从静脉的远端将注射针头平行刺入血管,待有回血后,松开绑带(或两手)缓慢注入药液。

(2)**腹腔注射(intraperitoneal injection,ip)**

1)小鼠:腹腔注射时,左手固定动物,使腹部向上,头呈低位。右手持注射器,在小鼠右侧下腹部刺入皮下,沿皮下向前推进 3~5mm,然后刺入腹腔。此时有抵抗力消失之感觉,这时在针头保持不动的状态下推入药液。一次注射量为 0.1~0.2ml/10g 体重。

2)大鼠、豚鼠、兔、猫等动物:腹腔注射皆可参照小鼠腹腔注射法。但应注意家兔与猫在腹白线两侧注射,离腹白线约 1cm 处进针。

(3)**肌内注射(intramuscular injection,im)**

1)小鼠、大鼠、豚鼠等动物:由于这些动物肌肉少,一般不作肌内注射,如需要时,可将动物固定后,一手拉直动物左或右侧后肢,将针头刺入后肢大腿外侧肌肉内(用 5~7 号针头)。小鼠一次注射量不超过 0.1ml/只。

2)兔:肌内注射时,右手持注射器,令其与肌肉成 60°角一次刺入肌肉中,先抽回针,视无回血时将药液注入,注射后轻按摩注射部位,帮助药液吸收。

(4)**皮下注射(subcutaneous injection,hypodermic injection)**

1)小鼠:皮下注射通常在背部皮下注射,注射时以左手拇指和中指将小鼠颈背部皮肤轻轻提起,食指轻按其皮肤,使其形成一个三角形小窝,右手持注射器从三角窝下部刺入皮下,轻轻摆动针头,如易摆动时则表明针尖在皮下,此刻可将药液注入。

2)大鼠:皮下注射部位可在背部或后肢外侧皮下,操作时轻轻提起注射部位皮肤,将注射针头刺入皮下,每次注射量为<1ml/100g 体重。

3)豚鼠:皮下注射部位可选用两肢内侧、背部、肩部等皮下脂肪少的部位。通常在大腿内侧注射针头与皮肤呈 45°角的方向刺入皮下,确定针头在皮下推入药液。

4)兔:皮下注射法参照小鼠皮下注射法。

5)两栖类动物淋巴囊注射:蛙和蟾蜍的皮下有数个淋巴囊,其中胸淋巴囊常做给药途径。注射时以左手握住动物,右手持注射器将针头刺入口腔,然后穿过下颌肌层入胸淋巴囊内注入药液(图 1-12),一次最大注射量为 1ml。

(三)灌胃给药法

1. 小鼠和大鼠 灌胃给药需采用灌胃器,即由灌胃针连接注射器(小鼠 1ml,大鼠 5~10ml)构成。灌胃针是由大号注射针头特制的,针尖部为磨钝的圆头。小鼠灌胃针长约 5cm,大鼠灌胃针长为 6~8cm。灌胃时,用左手固定鼠,使其腹部向上,右手持灌胃器,沿鼠体壁用灌胃针测量口角至最后肋骨之间的长度,计为插入灌胃针的预计长度。随后,用灌胃针压住其舌部,使口腔与食管成一线,再将灌胃针沿上腭壁轻轻插入食管,进入胃内(图 1-13)。为防止将药液注入气管,注药前,应回抽注射器针栓,无空气逆流则说明灌胃针不在气管内,即可推注药液。小鼠每次灌胃量为 0.1~0.3/10g,大鼠每次灌胃量 1~2ml/100g。

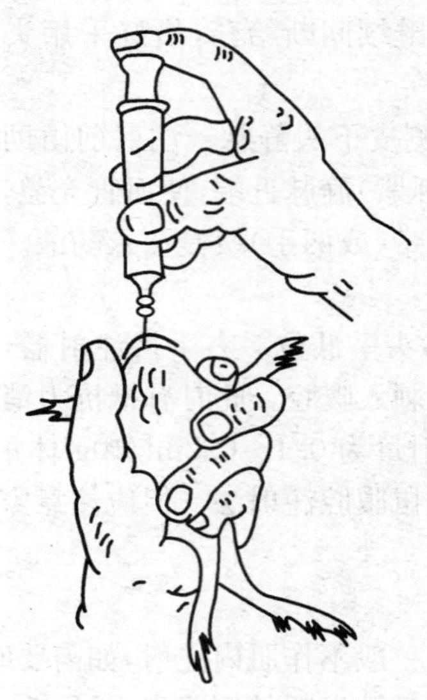

图 1-12 蛙类淋巴囊注射示意图

（引自赵华、杨世杰主编．医用机能实验教程．北京：科学出版社，2004）

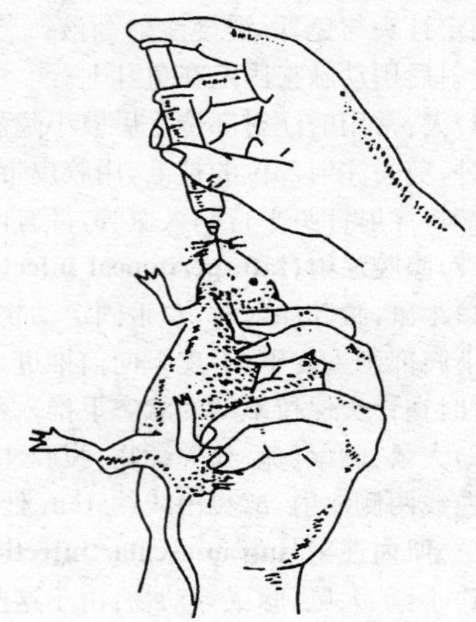

图 1-13 鼠类灌胃给药法示意图

（引自赵华、杨世杰主编．医用机能实验教程．北京：科学出版社，2004）

2. 家兔灌胃给药法　通常由两人合作进行（图 1-14）。一人将家兔的躯体和后肢夹于两腿之间，左手抓住双耳固定其头部，右手抓住其前肢；另一人将开口器放在家兔口中，将兔舌压在开口器下面，然后用 14 号导管自开口器中央的小孔插进，缓慢沿上腭壁插入食管 5～18cm。插管后，将导管的外口端放入盛水的烧杯中，若无气泡逸出，说明导管在食管内，即可将药液推入，最后用少量清水冲洗胃管，以保证管内药液全部进入胃内。家兔每次灌胃量最多为 80～150ml。

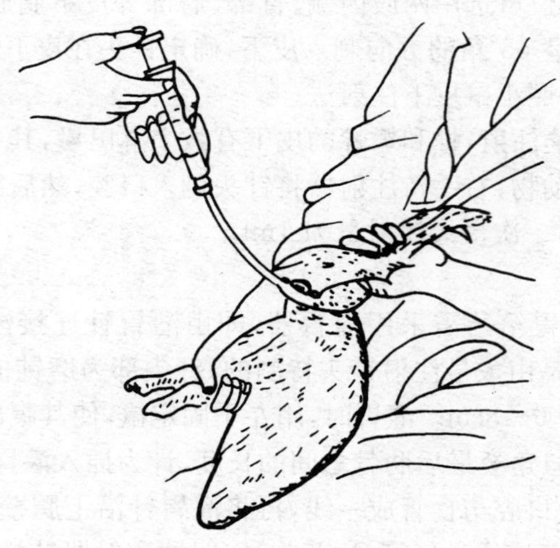

图 1-14 家兔灌胃给药法示意图

（引自朱建平主编．生理科学实验教程．北京：科学出版社，2003）

三、常用动物的固定方法

动物固定(creatural fixation)的方法,因动物实验内容不同而异。如做腹部、胸部试验则采用仰卧位;如头部实验采用俯卧位。而脑内核团记录,则要固定头部,且处于一特定水平位置,以便确定向深部核团插入电极的角度和深度。

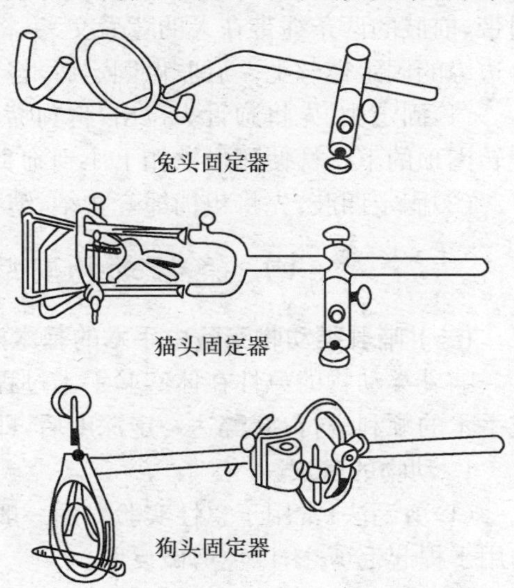

图 1-15 常用动物头固定器示意图
(引自陈克敏主编.实验生理科学教程.北京:科学出版社,2001)

1. 蛙和蟾蜍 通常可用蛙钉(或大头针)将其四肢固定于蛙板上。

2. 鼠的固定法 仰卧位固定可用棉绳拉住鼠的上门齿,栓到手术台上,四肢分别用绳固定。俯卧位固定则用脑立体定位仪固定头部即可。

3. 兔的固定方法 兔、猫和狗等稍大的动物,通常使用各种动物的头夹(图 1-15)和固定绑带将动物固定在实验手术台上。

(1)做家兔耳血管注射或取血时,可用兔盒固定。

(2)做各种手术时,可将家兔麻醉后,采取仰位固定法,将家兔固定在手术台上。

仰卧位固定时,用棉绳套住兔的上门齿,将其固定于手术台柱上。也可用兔头架,先将兔颈嵌入半圆形铁圈,再将兔嘴套入可调铁环内。拧紧固定螺丝,再将长柄固定于手术台的固定柱上(图 1-16)。

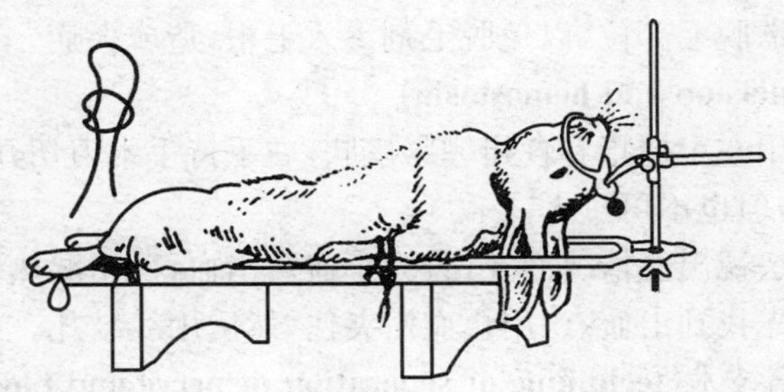

图 1-16 兔仰卧位固定法示意图
(引自沈岳良主编.现代生理学实验教程.北京:科学出版社,2002)

俯卧位固定时,让兔自然爬卧在手术台稍加固定即可。如果需行头部实验时,固定方法与猫头固定相似。

4. 猫的固定方法 以俯卧位固定为主。头部实验时,将头固定于立体定位仪上,其方法:左手握住猫的上、下颌骨,右手持耳棒插入其耳道内,使耳棒尽量插入颅骨外耳道孔内,固定耳棒,对侧耳朵按同样方法固定。调节耳棒上的刻度使之对称,以确保头被固定于立体定位仪正中位置。将口腔固定器塞入口腔,用眼眶固定杆分别压到两眼下眶,然后调整口腔固定器和眼眶固定杆，并拧紧固定螺丝，躯体自然伏卧在手术台上。如猫头仰卧位固定，则用绳将猫的上犬齿固定于手术台柱上，再固定四肢。

5. 犬的固定方法　操作顺序如下：急性实验时，将麻醉的犬置于手术台上，四肢缚上绳带，前肢的两条绳带在犬的背后交叉，将对侧前肢压在绳带下面，再将绳带缚紧在手术台边缘的固定螺丝上。后肢做固定后，将头部用狗头夹或棉绳缚其上颌骨固定之。

(1)固定头：先将狗舌头拉出，将狗嘴套入狗头夹的铁圈内，横铁条嵌入狗嘴内，然后旋转圈顶的下压杆使弧形铁扣下压到狗鼻子上。仰卧位或俯卧位均可。

(2)固定四肢：先将粗棉绳套扣结，缚扎于踝关节上部，另一端固定在手术台上。

四、急性动物实验常用手术的基本操作

(一) 哺乳类动物实验中手术的基本操作技术

哺乳类动物的急性在体实验手术过程中，首先将实验动物麻醉，然后固定，保证实验或手术的顺利进行，麻醉达一定深度后，即可进行以下手术操作。

1. 动物的备皮

(1)剪毛法：常用于急性实验。用一般弯剪刀贴皮肤依次将手术范围内的被毛剪去。勿用手提起毛剪之，以免剪破皮肤。

(2)拔毛法：适用于大、小白鼠和家兔耳缘静脉，以及后肢皮下静脉的注射、取血等。

(3)剃毛法：用于大动物的慢性实验，用剃毛刀剃去手术野中的被毛。

(4)脱毛法：用于无菌手术野备皮。①小动物脱毛剂配方：硫化钠 8g，淀粉 7g，糖 4g，甘油 5g，硼酸 1g，水 75g，调成稀糊状。用法：先将手术野的被毛剪短，后用棉球涂一薄层脱毛剂，2～3 分钟后用温水洗净，擦干，涂一薄层油脂；鼠类亦可不用剪毛，直接涂脱毛剂。②狗等大动物脱毛剂配方：硫化钠 10g，生石灰 15g，加水至 100ml 拌匀。用法：术者戴耐酸手套，用纱布涂之，使狗毛浸透，等 2～3 分钟后洗净擦干，涂一薄层油脂。注意在脱毛前不可用水弄湿欲脱毛部位，以免脱毛剂渗入毛根，造成炎症。

2. 切开和止血(incision and hemostasia)

(1)切开皮肤：先用左手拇指和食指绷紧皮肤，右手持手术刀切开皮肤，切口大小量度以便于手术操作为宜，但也不可过大。

(2)止血：止血方法视出血情况而定，若为小血管出血，可用湿热生理盐水纱布按压止血；较大血管出血，须先找到出血点，用止血钳夹住，然后用线结扎。

3. 神经、血管分离技术(technique of separation of nerve and blood vessel)

分离组织有钝性和锐性分离两种。钝性分离不易损伤神经和血管等，常用于分离肌肉包膜、脏器和深筋膜等；锐性分离要求准确、范围小，避开神经、血管或其他脏器。

(1)颈动脉分离术：暴露气管，分别在颈部左右侧用止血钳分离开肌肉，在胸头肌与胸舌骨肌之间，可看到与气管平行的颈总动脉，它与迷走神经、交感神经、减压神经伴行于颈动脉鞘内(注意颈动脉有甲状腺动脉分支)。用玻璃分针小心分离颈动脉鞘，并分离出颈总动脉 3cm 左右，在其下面穿两条线，一线在近心端动脉干上打一虚结，供固定动脉套管用，另一线准备在头端结扎颈总动脉。

(2)迷走神经、交感神经、减压神经分离术：按上法找到颈动脉鞘，先看清 3 条神经走行后，用玻璃分针小心分开颈动脉鞘，迷走神经最粗，交感神经次之，降压神经最细，且常

与交感神经紧贴在一起(一般先分离减压神经)。每条神经分离出 2～3cm,并各穿一条不同颜色的、生理盐水润湿的丝线以便区分(图 1-17)。

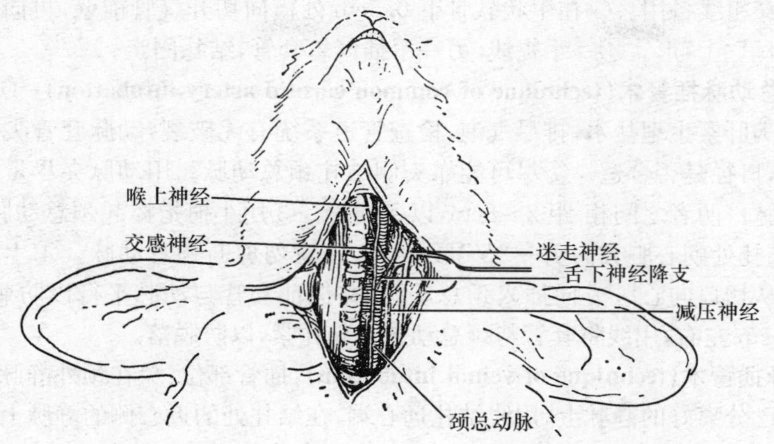

图 1-17　兔颈部动脉与神经分布示意图

(引自沈岳良主编．现代生理学实验教程．北京:科学出版社,2002)

(3)颈外静脉分离术:颈部去毛,从颈部甲状软骨以下沿正中线做 4～5cm 皮肤切口,夹起一侧切口皮肤,右手指从颈后将皮肤向切口顶起,在胸锁乳突肌外缘,即可见到颈外静脉。用玻璃分针分离出 2～3cm,下穿双线备用。

(4)股动脉、股静脉分离术:①固定动物,在股三角区去毛,股三角上界为韧带,外侧为内收长肌,中部为缝匠肌。②沿血管走行方向切一个长约 4～5cm 的切口。可以用止血钳钝性分离肌肉和深筋膜,暴露神经、动脉、静脉(神经在外,动脉居中,静脉在内)。③分离静脉或动脉,在下方穿线备用,用温热生理盐水纱布覆盖于手术野。

(5)内脏大神经分离术

1)家兔内脏大神经分离术:兔麻醉固定。沿腹部正中线做 6～10cm 切口,并逐层切开腹壁肌肉和腹膜。用温热的生理盐水纱布推腹腔脏器于一侧,暴露肾上腺,细心分离肾上腺周围脂肪组织。沿肾上腺斜外上方向,即可见一根乳白色神经(图 1-18),向下方通向肾上腺,并在通向肾上腺前形成两根分支,分支交叉处略膨大,此即为副肾神经节。分离清楚后,在神经下引线(不结扎)备用。

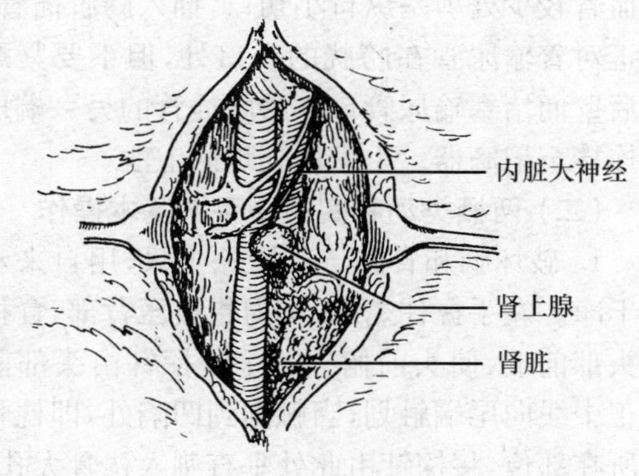

图 1-18　兔内脏大神经分离术示意图

(引自赵华主编．医用机能实验教程．北京:科学出版社,2004)

2)狗内脏大神经分离术:同上法,暴露肾上腺。分离左侧内脏大神经时,向上方寻找半月交感神经节和内脏神经主干,用玻璃棒剥离盖在内脏大神经上的壁层腹膜,即可分离出内脏大神经。

4. **插管技术(technique of intubatton)**

(1)**气管插管术(technique of tracheal intubatton)**:①仰卧位固定动物,颈前区备皮,从甲状软骨下沿正中切开并逐层钝性分离,暴露气管。②分离并游离气管,在气管下方(食管上方)穿粗线备用。③在甲状软骨下 0.5cm 处横向切开气管前壁,再向头端作纵向切口,使切口呈"⊥"形。④一手提线,另一手插气管套管,结扎固定。

(2) **颈总动脉插管术(technique of common carotid artery intubatton)**:①用注射器向管道系统注满肝素生理盐水,排尽气泡,检查管道系统有无破裂,动脉套管尖端是否光滑(不可太尖),口径是否合适。②尽可能靠头侧结扎颈总动脉。用动脉夹尽量靠近心脏侧夹闭颈总动脉。两者之间相 距 2~3cm,以备插管。③用小拇指撑起颈总动脉,用锐利的眼科剪,靠结扎处朝心脏方向剪一"V"形 切口,注意勿剪断颈总动脉。④生理盐水润湿的动脉插管从切口向心脏方向插入颈总动脉,并保证套管与动脉平行以防刺破动脉壁。插入 1~0.5cm 左右,用线将套管与颈总动脉一起扎紧,以防脱落。

(3)**静脉插管术(technique of veinal intubatton)**:插管部位:兔在颈外静脉,猫、狗常在股静脉。在已分离好的静脉上,用线结扎远心端,在结扎处的近心侧的静脉上朝心脏方向剪一"V"形切口,将静脉套管(带芯)向心性插入静脉,结扎固定即可。

(4)**输尿管插管法(technique of ureteric intubatton)** 自耻骨联合上缘沿正中线向上作一长约 5cm 的皮肤切口,再沿腹白线剪开腹壁和腹膜(勿损伤腹腔脏器),找到膀胱,将膀胱慢慢向下翻转移出体外腹壁上。在膀胱底部找出两侧输尿管,并从周围组织中细心分离一小段输尿管,备双线。用线将输尿管近膀胱端结扎,然后在结扎上方的管壁处斜剪一小切口,把充满生理盐水的细塑料管向肾脏方向插入输尿管内,用线结扎、固定好。再以同样方法插好另一侧输尿管。两侧的细塑料插管可用"Y"形管连起来,然后连到记滴器上记滴。手术完毕后,将膀胱与脏器送回腹腔,用温生理盐水纱布覆盖在腹部创口上,以保持腹腔内温度和伤口湿润。

(5)**膀胱插管法(technique of bladder intubatton)**:同上述输尿管插管法,切开腹壁,将膀胱轻移至腹壁上。先用棉线结扎膀胱颈部,以阻断它与尿道的通路,然后在膀胱顶部选择血管较少处剪一纵行小切口,插入膀胱插管(或漏斗),用线结扎、固定。膀胱插管口最好正对着输尿管在膀胱的入口处,但不要紧贴膀胱后壁而堵塞输尿管口。膀胱插管的另一端用导管连接至记滴器。手术后处理同上法。

(二)两栖类动物实验中手术基本操作

1. 破坏脑和脊髓　取蟾蜍 1 只,用自来水冲洗干净。左手握住蟾蜍,用拇指按压背部,食指按压头部前端,使头前俯。右手持探针由头部前端沿正中线向尾端触划,当触划到凹陷处,即枕骨大孔所在部位,将探针由此处垂直刺入枕骨大孔,然后折向前刺入颅腔并左右搅动,捣毁脑组织(图 1-19)。再将探针抽回至进针处,再折向后刺入脊椎管,反复提插捣毁脊髓。如果蟾蜍下颌呼吸运动消失,四肢松软,表明脑和脊髓已完全破坏。否则,须按上法再行捣毁。

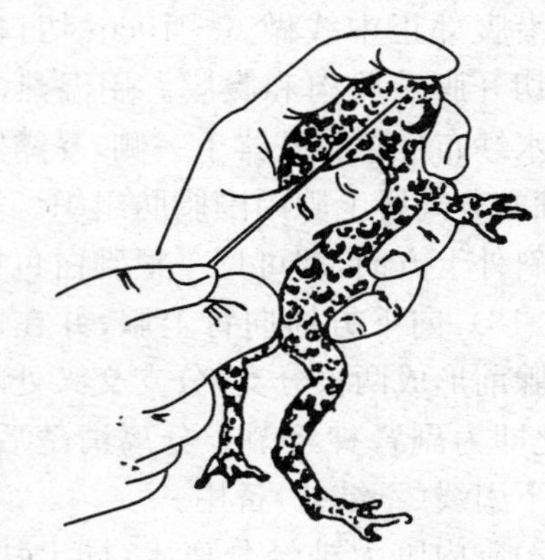

图 1-19　破坏蟾蜍脑和脊髓的方法示意图
(引自沈岳良主编. 现代生理学实验教程. 北京:科学出版社,2002)

2. 离体标本制作

(1)坐骨神经-腓肠肌标本制备　其过程如下(图 1-20、1-21)。

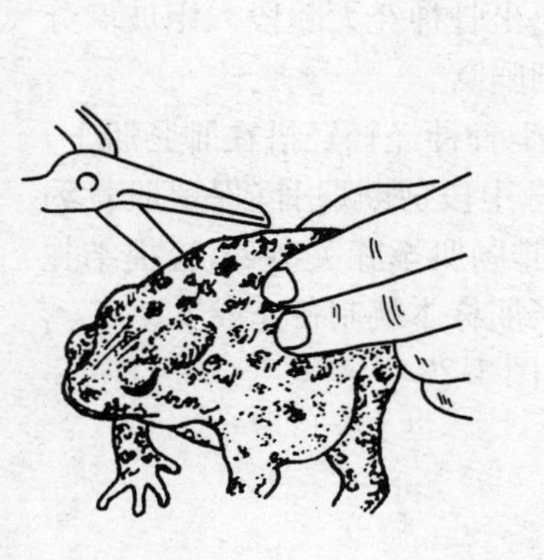
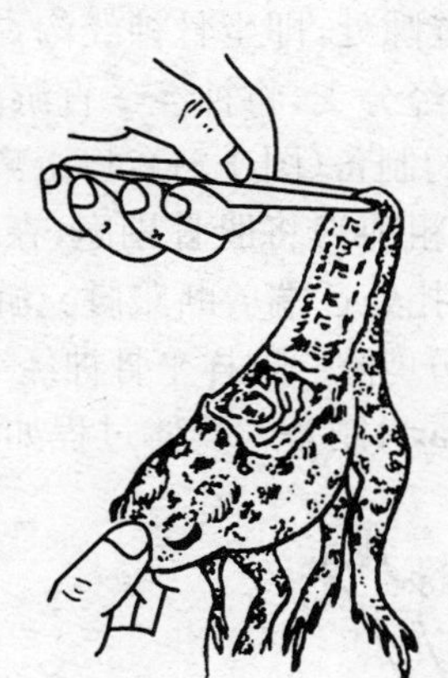
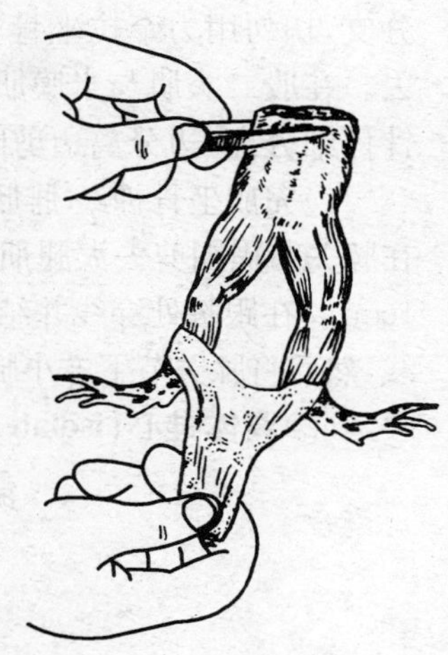

图 1-20　蟾蜍坐骨神经-腓肠肌标本制备过程示意图(A)

(改编自赵华、杨世杰主编．医用机能实验教程．北京:科学出版社,2004)

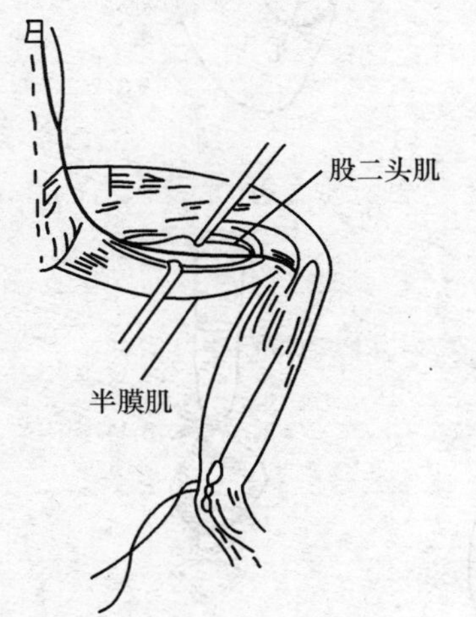

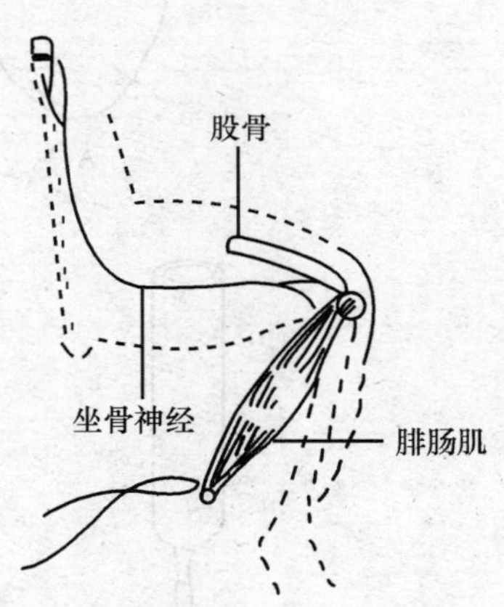

图 1-21　蟾蜍坐骨神经-腓肠肌标本制备过程示意图(B)

(引自陈克敏主编．实验生理科学教程．北京:科学出版社,2001)

1)剪除躯干上部及内脏(图 1-20):左手捏住蟾蜍脊柱,右手持粗剪刀在骶髂关节水平以上0.5～1cm 处剪断脊柱,再沿脊柱两侧剪开腹壁,使躯干上部与内脏自然下垂,剪除躯干上部和所有内脏,留下后肢、髂骨、部分脊柱及紧贴于脊柱两侧的坐骨神经,切勿损伤两侧的坐骨神经。

2)剥皮及分离下肢(图 1-20):左手捏住脊柱断端(注意不要压迫神经),右手捏住断端皮肤边缘,向下完全剥掉后肢皮肤,浸入盛有任氏液的小烧杯中。冲洗手及用过的手术器械。然后沿正中线用粗剪刀将脊柱及耻骨联合中央剪开两侧下肢,并完全分离。将两下肢标本置于盛有任氏液的培养皿内备用。

3)游离坐骨神经(图 1-21):取一侧下肢标本,用玻璃分针沿脊柱旁游离坐骨神经,并于靠近脊柱处穿线、结扎并剪断。轻轻提起扎线,用眼科剪刀剪去周围的结缔组织及神经分支,切勿用力牵拉坐骨神经。再将标本背面朝上放置,将梨状肌及周围的结缔组织剪去。在股二头肌与半膜肌之间的缝隙处,即坐骨神经沟,找出坐骨神经大腿段。用玻璃分针仔细分离,边分离边剪断坐骨神经分支,将神经一直游离到腘窝。

4)完成坐骨神经-腓肠肌标本的制备(图 1-21):将游离的坐骨神经轻轻搭在腓肠肌上,在膝关节周围剪去大腿肌肉,并用粗剪刀将股骨剔净,在股骨中段剪断股骨(保留股骨约 1cm)。在跟腱处穿线并结扎,在结扎处远端剪断跟腱。游离腓肠肌至膝关节处,轻提结扎线,然后将膝关节下方小腿其余部分剪除。这样坐骨神经-腓肠肌标本就制备完成了。

(2)**离体蛙心(isolated frog heart)**制备　具体过程如下(图 1-22):

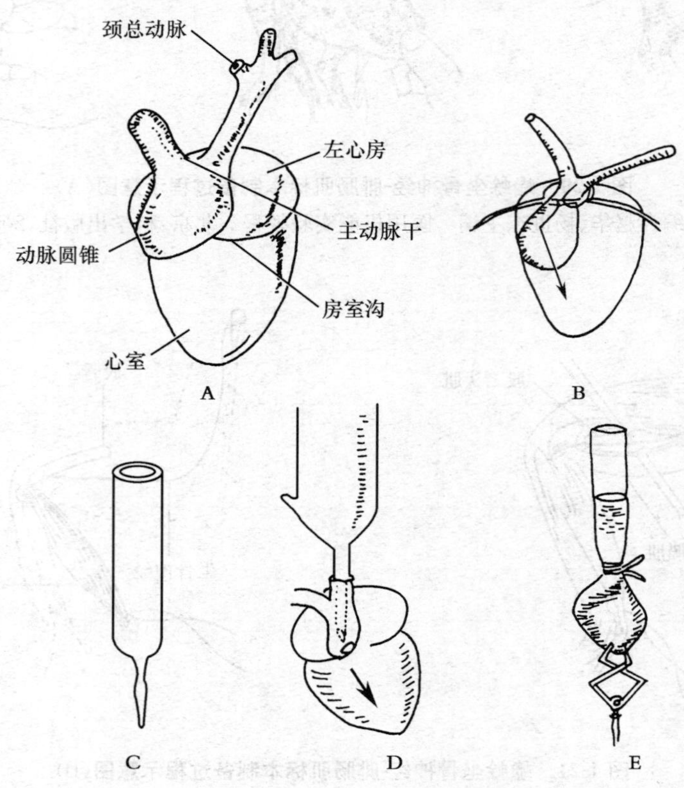

图 1-22　离体蛙心制备示意图

1)取蟾蜍 1 只,毁坏脑和脊髓,方法同上。仰卧位固定于蛙板上。(用蛙钉固定)。从剑突下将胸部皮肤向上剪开(或剪掉),然后剪掉胸骨,打开心包,暴露心脏。

2)在主动脉干下方穿引两根线,一条在主动脉上端结扎作插管时用,另一根则在动脉圆锥上方系一松结,用于结扎和固定蛙心插管(图 1-22B)。

3)左手持左主动脉上方的结扎线,用眼科剪在松结上方左主动脉根部剪一小斜口,右手将盛有少许任氏液的大小适宜的蛙心插管(图 1-22C)由此剪口处插入动脉圆锥(图 1-22D)。当插管头部到达动脉圆锥时,再将插管稍稍后退,并转向心室中央方向,在心室收缩期插入心室。判断蛙心插管是否进入心室，可根据插管内任氏液的液面是否能随心室的舒缩而上下波动来定。如蛙心插管已进入心室，则将预先准备好的松结扎紧，并固定在蛙心插管的侧钩上，以免蛙心插管滑出心室。剪断主动脉左右分支。

4)轻提起蛙心插管以抬高心脏，用一线在静脉窦与腔静脉交界处作一结扎，结扎线应尽量向下移，以免伤及静脉赛。在结扎线外侧剪断所有组织，将蛙心游离出来。

5)用任氏液反复换洗蛙心插管内含血的任氏液，直至蛙心插管内的任氏液中无血液残留为止，至此离体蛙心已制备成功(图 1-22E)。

(祁小燕　张志雄)

第六节　实验设计

实验设计是生理学实验的一个重要组成部分，通过学习实验设计，了解生理实验研究基本过程，培养和提高学生的实验研究能力和创新能力。实验设计的基本原理是运用学过的生理学的基本知识结合统计学的知识和方法，严格控制干扰因素，最大限度减少实验误差，保证实验数据的可靠性和精确性，使实验达到高效、快速和经济的目的。

一、实验设计的基本原则

实验设计(experimental design)的科学性、准确性，除了对受试对象选择、处理因素、效应指标做出合理安排以外，还必须遵循实验设计的三大原则。

(一)对照原则(the principle of comparision)

1. 空白对照　或称正常对照，是指对受试对象不作任何处理或安慰剂进行观察对照。如观察某降糖药的作用时，处理组动物服用降糖药，对照组不服用降糖药物或服用安慰剂(即一种形状、颜色、气味均与药物相同，但不含有药物成分的对照品)。

2. 自身对照　指对照与处理均在同一受试对象上进行。例如用药前、后的对照，手术前后对照。

3. 标准对照　指不设立对照组，实验结果与标准值或正常值进行对照。如药物疗效观察，观察典型药物与现用的药物所具有的疗效有何差异。

4. 实验对照　亦称假处理对照或假手术组。指对照组不施加处理因素，但施加某种与处理因素相关的实验因素进行对照。例如研究切断迷走神经对胃酸分泌的影响，除设空白对照外，还需要设假手术组（经过同样麻醉、切开、分离，但不切断迷走神经）作为手术对照。以排除手术本身对实验结果的影响，假手术组就是实验对照。

5. 相互对照　亦称组间对照。指不特设对照组，而是几个实验组、几种处理方法之间对照。例如用几种药同时治疗同一疾病，对照这几种药的效果，各给药组间互为对照。

(二)随机原则(the principle of randomization)

随机是指对实验对象的实验顺序和分组进行随机处理，使每个实验对象在接受分组处理时具有均等的机会，因此遵循随机原则是提高组间均衡性的一个重要手段。通过随机化处理，一方面可使抽取的样本能够代表总体，减少抽样误差；另一方面使各组样本的条件尽量一致，消除或减少组间差异，从而使处理因素产生的效应更加客观，便于得出正确的实验结果。随机化的方法很多，如抽签法、随机排列表、随机数字表等。

（三）重复原则（the principle of repeat）

重复是指可靠的实验结果应在相同条件下重复出来。由于实验对象个体差异等因素，一次实验结果往往不够确实可靠，需要多次重复实验才能获得可靠的结果。因此，重复是保证科研结果稳定、结论可靠的重要措施。

二、实验设计的实施

（一）确定实验对象与样本数量

1. 受试对象的选择　受试对象包括人和动物。以人体作为受试对象的实验主要是一些无创伤性的实验，例如脉搏、心率、血压等，也包括运动生理方面的实验性训练、运动现场测定等实验。在选择动物为受试对象时应注意：

(1)选择生物学特征既接近于人类又经济易得的动物，例如家兔、大白鼠、豚鼠等。

(2)选择健康、营养状况良好的动物。一般地说，健康的动物表现为行动活泼、反应灵敏、毛色光泽、两眼明亮、食欲良好等，这样能获得理想的实验结果。

(3)选择品系符合实验要求的动物，一般以纯种动物（近交系动物）为佳。

(4)选择年龄、体重、性别一致的动物，以减少动物个体差异对实验造成的影响。

2. 确定样本数量

一般情况下，动物实验每组所需的**样本（sample）**数见表1-11，也可根据以往资料估算实验例数。

表1-11　动物实验样本数量表

动物	计量资料	计数资料
小动物（小鼠、大鼠、蛙）	≥10	≥30
中动物（豚鼠、兔）	≥6	≥20
大动物（犬、猫）	≥5	≥10

（二）确定实验方法

实验方法要根据实验目的以及实验室现有的仪器设备条件而确定。在实验方案确定后，要精心准备，包括使用的仪器，试剂、药品，以及器械。为了解实验方法和步骤是否切实可行，需做预实验，确定测试指标是否稳定可靠，而且初步了解实验结果与预期结果的距离，从而为正式实验提供补充、修正的意见和经验。可见，预实验是实验必不可少的重要环节。

（三）确定观察指标

观察指标首先要能反映被研究问题的本质，具有专一性。其次是指标必须用客观的方法取得准确数据，如血压、心率、体重等；而麻木、头痛、恶心等则属主观感觉，不宜定量。正确选定效应指标需符合以下原则：

1. 特异性　指标应能反映某一特定的现象，如研究高血压病应用血压（尤其是舒张压）

作为特异指标，血气分析中的血氧分压和二氧化碳分压可作为呼吸衰竭的特异指标等。

2. 客观性　实验可能选用各种仪器测量和检验获得的客观指标，如心电图、脑电图等，其反映的现象准确不易受主观因素干扰。

3. 灵敏性　它是由实验方法和仪器的灵敏度共同决定的。灵敏性高的指标能将处理因素引起的微小效应显示出来；灵敏性低的指标，对已经发生的变化不能及时反映出来或往往得到假阴性结果，这种偏向指标应该放弃。

4. 重复性　在相同条件下，观测指标可以重复测得。重复性高的指标一般能较真实地反映实际情况。为提高重复性，需注意仪器的稳定性，减少操作误差，控制实验条件。

5. 精确性　包括精密度和准确度，实验效应指标要求既精密又准确。精密度与随机误差相关，准确度主要受系统误差的影响。

6. 可行性　指标测定方法要有文献依据，同时要具备完成本实验指标的实验室设备和技术水平，使实验能够顺利得以实施。

另外，还需明确指标测定的具体步骤，包括使用仪器、测定方法、操作步骤、结果的分析等。

(四) 确定实验分组

采用**随机抽样(random sample)**分组　方法有下列几种：

1. 完全随机法　主要用于单因素大样本的实验。先将样本编号后，按统计专著所附的随机数字表，任取一段数字，依次排配各样本。然后按这些新号码的奇偶(分两组时)或除以组数后的余数(分两组以上时)作为分配归入的组次。最后仍同前再随机调整，以使各样本数达到均衡。

2. 简化分层随机法　常用于单因素小样本的一般实验。即将同一性别的动物按体重大小顺序排列，分组时按体重小到大的次序随机分到各组。在一个实验中体重不宜相差过大。一种性别的动物分配完后，再分配另一性别的动物。各组雌雄性别数目应一致。

3. 均衡随机法　对重要因素进行均衡，使各组基本一致；对次要因素则按随机处理。

(祁小燕　张志雄)

第七节　实验资料的处理分析

在严谨合理的科研设计基础上进行实验研究，随后要对实验资料进行检查、核对、整理、分类或分组归纳，最后根据统计处理的结果进行分析讨论。统计分析必须建立在实验设计合理，资料客观准确完整的基础上。

一、实验资料的收集和整理

(一) 实验资料的收集

在收集实验资料前，应根据实验设计，编制记录实验资料的项目、表格，以便以后的识别、归类、处理和分析。实验数据应及时用实验专用记录本或计算机记录贮存。记录时要书写清楚，应有必须的精确度，避免缺项、误抄、难辨认，以至日后无法采用。

（二）实验数据的核查

对原始实验资料须进行认真核对检查，发现实验数据缺项或缺少对统计分析的关键数据，必须尽可能补充实验或剔除。

（三）实验数据的整理

1. 实验数据的分类整理　对原始实验资料和数据检查完成后，应进一步将杂乱无章的数据进行整理分类。首先应区别原始数据是数量性资料（包括连续性资料即计量资料和不连续性或间断性资料即计数资料），还是质量性资料。

(1)计数资料：研究中有些资料无法定量，只有质的区别，数据通常是通过计数而取得。如存活与死亡、有效与无效、阴性或阳性等。此类资料在整理时，需对全部观察对象进行计数，故称为计数资料、定性资料、或质反应资料。这类资料可进行率的计数，如有效率、治愈率和死亡率等。

(2)计量资料：观察指标是连续的变量，或是通过度量衡等计量工具直接测定的数据（如身高、体重、血象、血压、肺活量、尿量等）均属计量资料。计量资料可用均数和标准差表示，标准差通常不应大于均数的 1/3。

(3)等级资料：实验研究所获得的资料有时是半定量的或具有某种属性的程度不同。例如用中药治疗某种病人的疗效可分为治愈、好转、无效等。又如研究某一新药的过敏反应设定－、±、＋、＋＋ 不同程度来表示。这类计数资料称为等级资料。等级资料与一般计数资料不同的是，属性的分组有程度的差别，各组按大小顺序排列；与计量资料不同的是以每个观察单位来确切定量，因而称为半计量资料。

2. 实验数据的分组整理　当实验数据所含的变数较多时（多于 30 个变数以上的大样本），需要将变数分为若干组，以利于统计分析。对不同类型的数据有不同的分组方法。

(1)连续性数据的分组：采用组距分组法。在分组前先确定全距、组数、组距和组限等，然后将每个变数纳入组内。①全距：计量数据中最大值减最小值。②组数：根据样本观测数的多少来确定。③组距：组距＝全距/组数。组距可以相等，也可不等。当数据变动比较均匀时，可采用等距分组，等距分组的优点是各数的频数不受组距大小的影响。如数据过分集中于一端，且相距太远，也可采用不等距分组。④组限：组限是指每个组变量的起始点（下限值）和终止点（上限值），组内最大值为组上限，组内最小值为组下限，组上限＝组下限＋组距。

(2)间断性数据的分组：常采用单项分组法，以样本变数的自然值进行分组，每组用一个变数值。然后可用划“正”计数法制成次数分布表，还可依据次数分布表制成次数分布图（折线图、矩形图、条形图、圆形图）及计算平均数、标准差等统计指标。

二、实验资料的统计分析

实验数据的统计分析包括统计描述和统计推断两部分内容。统计描述是用统计指标描述资料的数据特征；统计推断包括参数估计和假设检验，参数估计是在统计描述的基础上由样本统计指标推论总体，假设检验是推断比较的两组统计指标间的差别是本质不同，还是由于抽样误差所致。

(一)统计指标

1. 计量资料的常用统计指标 变量的取值是定量的,表现为数值大小,一般有度量衡单位。如:身高(cm)、血压(kPa 或 mmHg)、红细胞数(10^{12}/L)、血红蛋白(g/L)等。

(1)平均数:常用的平均数有均数、几何均数和中位数。

1)**均数(average)**:适用于对称分布资料(尤其是正态分布资料),医学资料绝大多数近似对称分布,如:身高、血压、红细胞数、血红蛋白等,可用均数作为指标描述其集中趋势和平均水平。计算公式为:

$$(\text{均数})\overline{X}=\frac{X_1+X_2+\cdots+X_n}{n}=\frac{\sum X}{n}$$

式中 $\overline{X}$ 为均数,X_1、X_2、…、X_n 分别为各变量值,n 为变量值个数,$\sum$(sigma)为求和符号。

2)**几何均数(geometric mean,G)**:适用于等比级数资料(对数正态分布),医学资料如抗体滴度、抗原滴度等,变量值间呈倍数关系,可选用几何均数描述其平均水平和集中趋势。计算公式如下:

$$(\text{几何均数})G=\sqrt[n]{X_1\cdot X_2\cdot\cdots\cdot X_n}$$

或:$G=\lg^{-1}\left(\frac{\lg X_1+\lg X_2+\cdots+\lg X_n}{n}\right)=\lg^{-1}\left(\frac{\sum \lg X}{n}\right)$

式中 G 为几何均数,X_1、X_2、…、X_n 分别为各变量值,n 为变量值个数

3)**中位数(Median)**:一般用于偏态分布(不对称)资料或数据的一端或两端为不确定值的资料,无法计算均数和几何均数,可选用中位数描述其平均水平和集中趋势。医学资料如:治愈日数,传染病潜伏期常常出现数据的一端为不确定值。

计算方法是将一组观察值从小到大按顺序排列,位次居中的观察值就是中位数(或位次最中间两个数值的平均值)。

(2)变异指标:描述一组变量值的变异程度和离散趋势。常用的变异指标有标准差和四分位数间距和变异系数。

1)**标准差(standard deviation,S)**:适用于对称分布资料(尤其是正态分布资料)。

计算公式如下:

$$S=\sqrt{\frac{\sum X^2-\frac{(\sum X)^2}{n}}{n-1}}$$

式中:S 为标准差,X_1、X_2、…、X_n 分别为各变量值,n 为变量值个数

$$\sum X^2=X_1^2+X_2^2+\cdots+X_n^2,\sum X=X_1+X_2+\cdots+X_n$$

2)变异系数(CV):主要用于量纲不同或均数差别较大的变量间变异程度的比较。变异系数(CV)没有单位,常以百分数表示,其意义是标准差(S)为均数的多少倍。变异系数大意味着相对于均数而言的相对变异性较大。

计算公式为:

$$CV=\frac{S}{\overline{X}}\times 100\%$$

其中 S 为标准差,$\overline{X}$ 为均数。

2. 计数资料的常用统计指标 计数资料的变量值是定性的,表现为互不相容的类别

和属性。如:性别(男、女),血型(A、B、AB、O)、治疗结果(有效、无效)等。计数资料的统计描述常用**相对数(relative number)**作为指标,常用的相对数有:率、构成比、相对比。

(1)率:率是说明某现象发生的频率或强度的指标。计算公式为:

$$率=\frac{某现象实际发生数}{可能发生某现象的总数}\times 比例基数(100\%、1000‰、万/万、10万/10万)$$

(2)构成比(百分比):构成比是表示事物内部各构成部分在全体中所占比重或分布指标。计算公式为:

$$构成比=\frac{事物内部某一构成部分的个体数}{事物各构成部分个体数总和}\times 100\%$$

(3)相对比:是两个有关的同类指标的比,常以倍数或百分数(%)表示。

$$相对比=\frac{甲指标}{乙指标}(或\times 100\%)$$

(二)常用统计方法

实验数据资料经整理和初步统计描述后,须对不同实验组间数据作比较,即进行不同实验组间差别的假设检验(或显著性检验),以推断不同实验组的统计指标间的差别是本质不同,还是由于抽样误差所致。

不同类型数据需采用不同的假设检验方法。如两组计量资料的比较通常用 t 检验,计数资料的组间比较通常用卡方检验。

1. 计量资料的统计　两样本均数的比较的假设检验——t 检验

(1)应用条件:①样本来自正态分布总体;②两总体方差齐。

(2)应用注意:①两均数比较的资料不满足以上应用条件,根据不同情形,可选用 t′检验或非参数检验;②三个(或三个以上)均数的比较不适宜用 t 检验,可根据资料情形选用方差分析或非参数检验。

(3)计算方法:

$$t=\frac{|\overline{X}_1-\overline{X}_2|}{\sqrt{\frac{(n_1-1)S_1^2+(n_2-1)S_2^2}{n_1+n_2-2}\left(\frac{1}{n_1}+\frac{1}{n_2}\right)}}$$

式中:$\overline{X}_1$、$\overline{X}_2$ 分别为两个样本均数

n_1、n_2 分别为两个样本含量

(详细 t 界值表请参阅有关统计学书籍)

2. 计数资料的统计　两个率比较的 χ^2 检验——四格表资料(或 2×2 表资料)的卡方检验

(1)应用条件:①$n>40$;②理论数(各格子)$T\geqslant 5$

$T_{RC}=\frac{n_R n_C}{n}$,T_{RC} 为第 R 行第 C 列理论数,n_R 为第 R 行合计数,n_C 为第 C 列合计数,n 为总例数(两组例数之和)。

(2)应用注意:①两个率比较的资料不满足以上应用条件时,根据不同情形,可选用四格表 χ^2 检验校正公式计算 χ^2 值或选用四格表确切概率法直接计算概率。②三个(或三个以上)样本率的比较可选用行×列表资料的 χ^2 检验。

(3)计算方法:

$$\chi^2=\frac{(ad-bc)^2 n}{(a+b)(c+d)(a+c)(b+d)}$$

(详细 χ^2 界值表请参阅有关统计学书籍)

(罗荣敬、郎建英)

三、实验报告的书写

(一) 实验报告的一般要求

实验报告是对实验的总结，是表达实验研究成果的一种形式。书写实验报告是一项重要的基本技能训练，是学习书写论文的基础。书写实验报告应注意内容真实准确，文字简练、通顺，书写清洁、整洁，标点符号、外文缩写、单位度量准确、规范。

(二) 实验报告的书写

实验报告本的封面须注明姓名、专业、年级、班次、组别。

实验报告书写的格式和具体要求如下：

1. 实验报告的一般情况介绍　包括：①实验序号和题目；②实验的日期与时间过程；③实验室的温度和湿度。

2. 实验目的　开宗明义说明为什么要进行该项实验，解决什么问题，具有什么意义。

3. 实验原理　简要叙述设计本实验所依据的基本原理。

4. 实验对象　若观察人的生命指标，须注明性别、年龄、职业、健康状况；若进行动物实验，须注明动物来源、种属、性别、年(周)龄、健康状况。

5. 实验器材与药品

(1)实验器材：所有的实验仪器、器械、辅料应介绍齐全，包括名称、型号、规格、数量。

(2)实验药品：注明中英文及缩写，来源和批号剂量、施加途径与手段。

6. 实验方法和实验步骤　按顺序用序号列出每一步操作，说明实验过程中的具体步骤，并描述实验过程中的具体操作方法。

7. 实验结果　实验结果是实验过程中观察到的现象和原始记录的资料(如曲线)、数据及经过。在实验完成之后，应对实验过程中观察到的现象和原始记录的资料(如曲线)和数据进行认真的核对，系统分析，对数据进行统计学处理，形成实验结果。实验结果可选用适当的表格、图表、曲线的方式，加上必要的简明扼要的文字叙述。依顺序用序号将实验过程中的每一观察项目观察到的现象记录下来，将图或曲线剪贴在实验报告本上。

8. 讨论　实验结果的讨论是根据已知的理论知识对本实验结果进行实事求是、符合逻辑的分析推理，从而推导出恰如其分的结论，最好能提出实验结果的理论意义和应用价值。如果实验出现非预期结果，绝对不能舍弃或随意修改。要对非预期结果进行分析研究，探讨非预期结果的原因。有时正是从某种非预期结果中发现新的有价值的东西，从而实现新理论的建立，或者实验技术的改进等。

9. 结论　结论应与本次实验的目的相呼应。结论是从实验结果和讨论中归纳出的概括性的判断，即是本次实验所能验证的理论的简明总结。实验结论不是实验结果的简单重复，不应罗列具体的结果，也不能随意推断和引申。如果实验结果未能说明问题，不要勉强下结论。

(罗荣敬)

第二章

生理学实验项目

第一节　神经肌肉功能实验

实验1　神经干动作电位及传导速度的测定

【实验目的】

学习生物电活动的细胞外记录法；观察坐骨神经干动作电位的基本波形、潜伏期、波幅及时程；了解神经干兴奋传导速度测定的基本原理与方法。

【实验原理】

神经组织属于可兴奋组织，当受到有效刺激时，在静息电位的基础上爆发**动作电位**（**action potential**），是神经兴奋的客观标志。在神经细胞外表面，兴奋部位的电位低于静息部位，当动作电位通过后，兴奋部位的膜外电位恢复到静息时的水平，用电生理学方法可以引导并记录到此电位变化过程。将两个引导电极置于完整的神经干表面，当神经干一端受刺激而兴奋时，兴奋向另一端传导并依次通过两个记录电极，这时可记录到两个方向相反的电位偏转波形，称为**双相动作电位**（**biphasic action potential**）。若将两个引导电极之间的神经干损伤使其失去传导兴奋的能力，此时的兴奋波只通过第一个引导电极处，而不能传至第二个引导电极处，第二个电极成为电位恒定的参考电极，故只能记录到单方向的电位偏转波形，称为**单相动作电位**（**monophasic action potential**）。

坐骨神经（**nervus ischiadicus**）由很多兴奋性不同的神经纤维所组成，兴奋时产生的动作电位为许多神经纤维动作电位的代数和，即复合动作电位。在一定范围内，复合动作电位的幅度随刺激强度的增加而增大，能引起最大复合动作电位的最小刺激强度，称为**最大刺激**（**maximal stimulus**）。

神经纤维兴奋后，动作电位可沿细胞膜传导至另一端，其传导的速度取决于神经纤维的粗细、温度、有无髓鞘等因素。测定神经纤维上动作电位传导的距离（S）与通过这段距离所用的时间（t），即可根据 V=S/t 求出动作电位的传导速度。

【实验对象】

蛙或蟾蜍

【实验药品与器材】

生物信号采集处理系统，蛙类手术器械，神经标本屏蔽盒，任氏液。

【实验方法与步骤】

1. 制备坐骨神经标本　全部过程及方法细节参见第一章第五节坐骨神经标本制备。另需注意的是，本实验只分离神经，而且尽可能分离得长一些，当坐骨神经被游离至腘窝处后，继续向下剥离，在腓肠肌两侧的肌沟内找到胫神经和腓神经，剪去任一分支，分离留下的一支直至足趾。

2. 按图 2-1 连接实验装置　将神经干标本平直置于标本**屏蔽盒（screen box）**内的电极上，一对记录电极（R_1、R_2）与生物信号采集处理系统输入通道 1 相连；另一对记录电极（R_3、R_4）与生物信号采集处理系统输入通道 2 相连；一对刺激电极（S_1、S_2）与生物信号采集处理系统的刺激输出相连；接地电极连接**地线（ground wire）**。

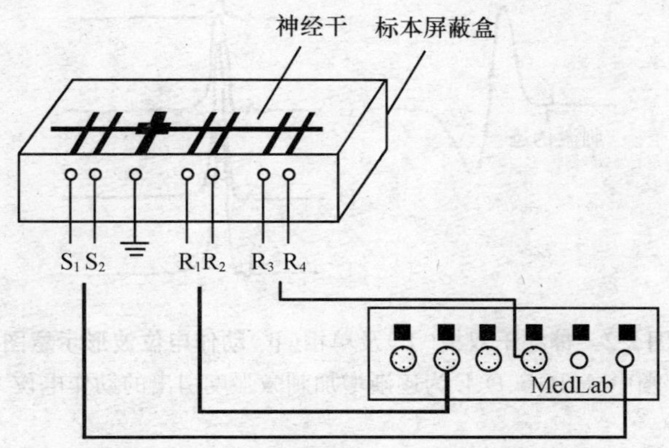

图 2-1　神经干动作电位及兴奋传导速度测定的实验装置示意图

3. 定制实验，记录坐骨神经动作电位

(1)打开计算机，启动生物信号采集处理系统，点击菜单“实验/实验项目”，按计算机提示逐步进入“动作电位/动作电位传导速度”的实验项目。按表 2-1 进行本实验参数设置。

表 2-1　Medlab 系统实验参数设置

采样	参数		刺激	参数
显示方式	记忆示波		刺激方式	主周期刺激
触发方式	刺激器触发		主周期	1s
采样间隔	20μs		幅度	0.2～1.0V
采样通道	1(AC)	2(AC)	脉冲数	1
处理名称	神经干 AP	AP 传导速度	波宽	0.1ms
放大倍数	200	200	间隔	60ms
滤波	全通 1kHz	全通 1kHz	延时	10ms
X 轴压缩比	1∶1	1∶1	周期数	连续
Y 轴压缩比	4∶1～6∶1	4∶1～6∶1		

(2)记录坐骨神经动作电位，观察动作电位的稳定性。

【实验观察项目】

1. 观察复合动作电位　给予标本单刺激，刺激强度从最小开始，逐渐增加刺激强度，找出刚能引起微小的双相动作电位波形的刺激强度，即阈强度。继续增加刺激强度，观察动作电位幅度在一定范围内随刺激强度增加而增大的变化情况，找出最大刺激强度(图 2-2)。

2. 测定动作电位传导速度　给予神经最大刺激强度，显示器上分别记录到前后两个动作电位曲线。移动生物信号采集处理系统的测量光标，计算出两个动作电位起点的间隔时间，即动作电位先后到达两对记录电极的时间差或动作电位从 R_1 传导到 R_3 所需的时间(t)，再人工准确地测出 R_1 到 R_3 之间的距离(S)，按计算机提示输入数据，系统便会自动计算出传导速度(m/s)。

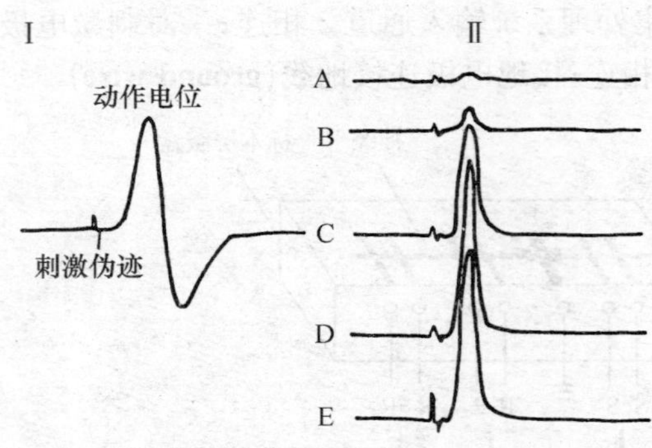

图 2-2　神经干双相(Ⅰ)及单相(Ⅱ)动作电位波形示意图

图中 A、B、C、D、E 为逐渐增加刺激强度引出的动作电位

【注意事项】

1. 神经干标本应尽可能长，并经常用任氏液湿润标本，以保持兴奋性良好。
2. 神经干置于标本屏蔽盒内时，应与各电极均保持良好接触。
3. 刺激神经时，强度应由弱至强逐步增加，以免过强刺激伤害神经标本。

【思考题】

1. 在实验中，神经干复合动作电位的幅值可在一定范围内随刺激强度的增加而增大，这与“全或无”定律矛盾吗？
2. 在引导出的神经干双相动作电位中，前、后相的幅度有何不同，为什么？
3. 记录神经干动作电位时，常在神经中枢端给予刺激，而在外周端引导动作电位，为什么？

(包怡敏、张志雄)

实验 2　神经干不应期的测定

【实验目的】

了解测定神经纤维不应期的原理和方法；观察神经干在一次兴奋过程中，兴奋性变化的规律。

【实验原理】

可兴奋组织在一次兴奋后，其兴奋性会发生规律性的时相变化，依次经历绝对不应期、相对不应期、超常期和低常期，然后恢复正常。为了测定神经一次兴奋后兴奋性的变化，可先给神经施加一个条件性刺激，引起神经兴奋，然后再用一个检验性刺激在前一兴奋过程的不同时期给予刺激，检测神经对检验性刺激反应的兴奋阈值以及所引起的动作电位的幅度，以判定神经组织的兴奋性的变化。

如刺激器双脉冲的参数不能分别调节，只能相同，则测试检验性刺激是否引起动作电位以及所引起动作电位幅值的大小，以此来反映神经兴奋性的变化，测出相对不应期和绝对不应期。如刺激器输出的双脉冲刺激的刺激参数能分别独立调节，则可以用测定阈值的方法来反映神经兴奋性高低，进而测出超常期和低常期。

【实验对象】

蛙或蟾蜍

【实验器材与药品】

生物信号采集处理系统，蛙类手术器械，神经标本屏蔽盒，任氏液

【实验方法与步骤】

1. 制备坐骨神经标本　制备过程与实验1相同。

2. 连接实验装置　将**神经干(nerve trunk)**标本平直置于标本屏蔽盒内的电极上，一对记录电极(R_1、R_2)与生物信号采集处理系统输入通道相连；一对刺激电极(S_1、S_2)与生物信号采集处理系统的刺激输出相连；接地电极连接地线(图2-3)。

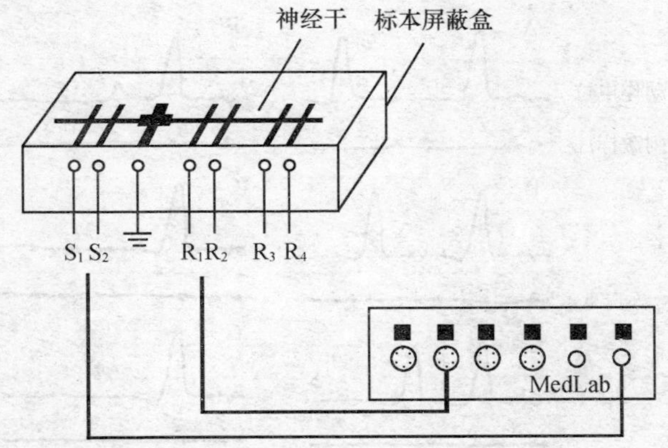

图2-3　神经纤维不应期测定实验装置示意图

3. 定制实验，记录坐骨神经动作电位

(1)打开计算机，启动生物信号采集处理系统，点击菜单“实验/实验项目”，按计算机提示逐步进入动作电位/不应期活动的实验项目。按表2-2进行本实验参数设置。

表2-2　Medlab系统实验参数设置

采样	参数	刺激	参数
显示方式	记忆示波	刺激方式	自动间隔调节
触发方式	刺激器触发	主周期	1s
采样通道	1　　4	波宽	0.1ms

续表

采样	参数		刺激	参数
处理名称	神经干 AP	刺激标记	首间隔	10ms
放大倍数	200	200	增量	－0.2ms
X 轴压缩比	2∶1	2∶1	脉冲数	2
Y 轴压缩比	8∶1	16∶1	延时	5ms

(2)记录坐骨神经动作电位，观察动作电位的稳定性。

【实验观察项目】

1. 引导动作电位　进行单脉冲刺激，调节刺激强度，使其刚好能使神经干产生最大动作电位，此强度即最大刺激强度。改变刺激模式为双脉冲刺激，强度设置为最大刺激强度，调节脉冲之间的间隔时间，在间隔时间较大时，可先后记录出两个幅值相等的动作电位。

2. 相对不应期　逐渐缩短双脉冲的间隔时间，可见到第二个动作电位向第一个动作电位逐渐靠拢，当其幅度开始降低时，表明第二个刺激已落入第一次兴奋的相对不应期，将此时的间隔时间作为 t_1。

3. 绝对不应期　继续缩短双脉冲间距，若第二个动作电位完全消失，表明此时第二个刺激开始落入第一次兴奋后的绝对不应期，将此时双脉冲的间隔时间作为 t_2。见图 2-4。

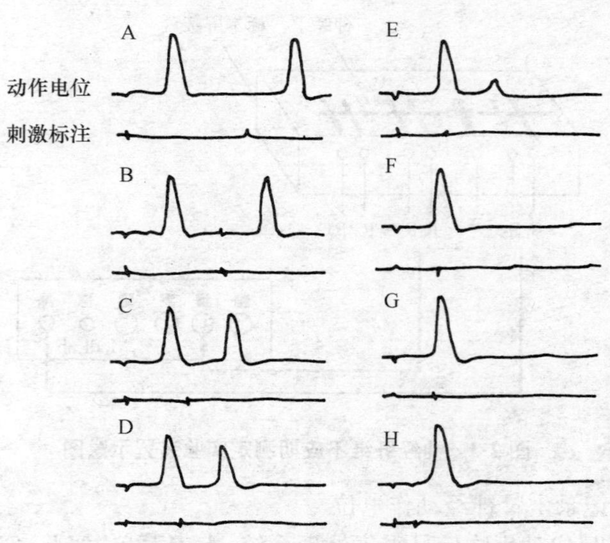

图 2-4　双脉冲刺激测定神经兴奋不应期示意图

A～H：条件刺激与检验刺激的时间间隔逐渐缩短后，第二个动作电位波形的变化

4. 计算相对不应期的长短　t_1-t_2 的差值，为神经干的相对不应期。

【注意事项】

1. 用刚能使神经干产生最大动作电位的最大刺激强度刺激神经。

2. 保持标本屏蔽盒内一定的湿度，以保证神经干标本兴奋性良好。

【思考题】

1. 神经干不应期与单根神经纤维的不应期有何不同?

2. 绝对不应期的长短有何生理意义?

（包怡敏、张志雄）

实验3　骨骼肌纤维的膜电位测定

【实验目的】

学习应用玻璃微电极技术测定单个肌纤维膜电位的方法；观察单个骨骼肌纤维静息电位和动作电位的基本特征，并测定其幅值。

【实验原理】

神经和肌肉都是可兴奋组织，可兴奋细胞的膜两侧存在电位差，称为膜电位，包括安静时的静息电位和兴奋时的动作电位。在静息状态下，肌细胞膜表面的任何两点都是等电位的，但细胞膜内、外却存在一定的电位差，此即为静息电位。当肌细胞受到刺激而发生兴奋时，膜内外的电位发生可扩布的变化，称为动作电位。

应用玻璃微电极技术，把尖端直径小于 1μm 的玻璃微电极（引导电极）插入肌细胞内，把无关电极置于细胞外，以观察和测定肌细胞的静息电位和动作电位。

【实验对象】

蛙或蟾蜍

【实验器材与药品】

1. 实验器材　生物信号采集处理系统，蛙类手术器械，玻璃微电极，微操纵器，微电极拉制仪，量程达 100MΩ 的万用表，解剖显微镜，肌槽，Ag-AgCl 乏极化电极，无关电极，1cm 长的不锈钢针若干，屏蔽笼，锌铜弓。

2. 实验药品　3mol/L 氯化钾溶液，任氏液

【实验方法与步骤】

1. 制备玻璃微电极　在微电极拉制仪上拉制玻璃微电极，使微电极尖端直径≤1μm，电极内充灌 3mol/L 氯化钾溶液，电极内不能有气泡，测定其电阻值为 10～30MΩ 备用。

2. 制备坐骨神经-缝匠肌标本　蟾蜍的**缝匠肌(sartorius)**在其大腿腹内侧面，是起自耻骨外侧，止于胫骨上端内侧的一条狭长而肌纤维平行排列的肌肉薄片。制备标本开始的步骤与坐骨神经腓肠肌标本制备的步骤相同。但在分离两腿后，将一下肢置于背卧位，在膝关节处先剥开缝匠肌的附着腱，以丝线结扎，并在其远端切断附着腱，然后轻轻提起，用眼科剪刀沿缝匠肌的外侧缘剪开与其他肌肉相连的肌膜。以同样方法，将缝匠肌的内侧缘肌膜剪开，当剪到距末梢端 1/3 附近处时，注意寻找坐骨神经支配缝匠肌的分支，借助立体显微镜或放大镜仔细观察和追踪纤细的神经分支。当逆向追踪分离到坐骨神经后，剪去所有无关的神经分支，保留坐骨神经主干。最后将缝匠肌分离至耻骨联合处，剪下一小段与缝匠肌相连的耻骨，将标本放入任氏液中浸泡 10～20 分钟，用锌铜弓检查标

本，兴奋性良好者备用。

3. 固定标本　将标本移入放有任氏液的肌槽内，缝匠肌内侧面向上，用不锈钢针将耻骨端固定于肌槽的一侧，另一端拉紧结扎线，将肌肉伸长到原来的 1.2～1.5 倍，并用钢针固定。将坐骨神经轻轻搭在肌槽的刺激电极上。

4. 连接仪器　按图 2-5 连接仪器，将制备好的玻璃微电极放入微操纵器的夹持器内，把一根 Ag-AgCl 乏极化电极插入玻璃微电极 KCl 溶液内。调节微操纵器的水平位移旋钮，使玻璃微电极正置于待插肌纤维的上方；再调节垂直位移粗调，使微电极尖端进入靠近肌纤维的任氏液内，无关电极插入肌槽的任氏液内。Ag-AgCl 乏极化电极、无关电极与生物信号采集处理系统的输入通道相连；肌槽的刺激电极与生物信号采集处理系统的刺激输出相连；仪器、屏蔽笼与地线相连。

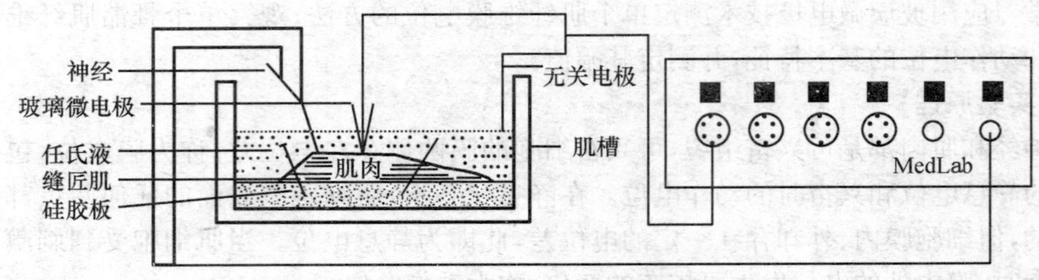

图 2-5　测定骨骼肌纤维膜电位的实验装置示意图

5. 定制实验，记录缝匠肌膜电位

(1)打开计算机，启动生物信号采集处理系统，点击菜单"实验/实验项目"，按计算机提示逐步进入"细胞膜电位"的实验项目。设置 Medlab 系统适当的实验参数。

(2)记录缝匠肌膜电位，观察膜电位的稳定性。

【实验观察项目】

1. 观察静息电位　当玻璃微电极(记录电极)与无关引导电极(参考电极)均处于细胞外时，两电极之间无电位差，显示屏上的光点停留在 0 电位处。调节微操纵器垂直位移细调，当微电极插入肌纤维内的一瞬间，显示屏上将发生什么变化？记录静息电位并测量其幅值。

2. 观察动作电位　静息电位基本稳定后，用单脉冲刺激坐骨神经，使肌纤维发生兴奋时，注意显示屏上将发生什么变化？观察动作电位的超射现象，并记录动作电位，测量最高幅值和持续时间。

【注意事项】

1. 制作标本时勿损伤神经。

2. 微电极插入时要缓慢、轻巧。

【思考题】

1. 在固定缝匠肌标本时，为什么要将肌纤维适度拉长？

2. 如果改变任氏液中 K^+ 的浓度，膜电位将会发生如何的变化？为什么？

(包怡敏、张志雄)

实验4　神经-骨骼肌接头兴奋的传递与阻滞

【实验目的】

采用受体阻断剂方法，加深神经-肌肉接头兴奋的传递、兴奋-收缩偶联并引起肌肉收缩的认识。

【实验原理】

神经肌肉接头（neuromusculear junction）由前膜、间隙和后膜三部分组成。当兴奋传到神经末梢时，前膜释放递质乙酰胆碱（Ach），通过间隙扩散到达后膜（终板膜）时，立即与后膜上的 Ach 受体（N_2 型化学门控通道）结合，产生终板电位进而使后膜周围的肌膜产生动作电位，通过兴奋-收缩耦联，导致肌肉收缩。本实验通过引导神经的动作电位和记录肌肉的收缩曲线，证明神经冲动通过接头处的化学传递引起肌肉收缩。当用箭毒或琥珀酰胆碱等 N 受体阻断剂阻断神经肌肉接头的兴奋传递时，可使肌肉失去收缩能力。

【实验对象】

蛙或蟾蜍

【实验器材与药品】

生物信号采集处理系统，蛙类手术器械，腓肠肌固定屏蔽盒，张力换能器，铁支架，双凹夹，箭毒，任氏液。

【实验方法与步骤】

1. 制备坐骨神经腓肠肌标本（参见第一章第五节之四）

2. 连接实验装置

（1）将离体坐骨神经腓肠肌标本固定在屏蔽盒中。

（2）腓肠肌的跟腱结扎线固定在张力换能器的应变片上，张力换能器与生物信号采集处理系统的通道 2 相连。

（3）坐骨神经放在刺激、接地、引导电极上，刺激电极与生物信号采集处理系统的刺激输出相连，引导电极与系统的通道 1 相连。

3. 定制实验，记录神经动作电位与肌肉收缩曲线

（1）打开计算机，启动生物信号采集处理系统，点击菜单“实验/实验项目”，按计算机提示逐步进入“神经动作电位与肌肉收缩”的实验项目。按表 2-3 进行本实验参数设置。

表 2-3　Medlab 系统实验参数设置

采　样	参　数			刺　激	参 数
显示方式	示波器			刺激方式	主周期刺激
采样间隔	25μs			主周期	5s
X 轴压缩比	20：1～100：1			波宽	0.1 ms
采样通道	1	2	3	幅度	0.5V
DC/AC	AC	DC	记录刺激标记	间隔	50ms
处理名称	动作电位	张力	刺激标记	脉冲数	1
放大倍数	2001～1000	50～100	5～50	延时	1ms
Y 轴压缩比	4：1	4：1	64：1	周期数	连续

(2)记录神经动作电位与肌肉收缩曲线，观察神经干动作电位波形的稳定性、腓肠肌的兴奋性。

【实验观察项目】

1. 观察神经肌肉接头兴奋的传递　电刺激坐骨神经，观察神经干动作电位波形、腓肠肌的收缩曲线和刺激标记以及三者之间的时间关系，计算从动作电位的起点到肌肉收缩起点的时差。

2. 观察神经肌肉接头兴奋传递的阻滞　在腓肠肌的两端肌内注射箭毒各 0.1ml (1mg)，并用浸泡有箭毒的一薄层棉花盖于腓肠肌上，每隔 60s 刺激坐骨神经一次，观察多少分钟后，只出现神经干动作电位，而不出现腓肠肌收缩。此时再直接电刺激腓肠肌，观察腓肠肌收缩情况。

【注意事项】

1. 在实验过程中经常滴加任氏液湿润标本，以保持良好的兴奋性。

2. 保持神经与电极接触良好。

【思考题】

1. 为什么使用箭毒后只出现神经干动作电位而不出现腓肠肌收缩?

2. 为什么在使用箭毒后直接电刺激腓肠肌仍能观察到肌肉的收缩?

(包怡敏、张志雄)

实验 5　骨骼肌兴奋时的电活动与收缩的关系

【实验目的】

观察骨骼肌兴奋和收缩之间的关系，掌握记录离体骨骼肌动作电位和机械收缩的方法。

【实验原理】

用适宜的电脉冲直接刺激离体的骨骼肌或间接刺激支配它的运动神经时，将引起肌肉产生动作电位和机械收缩，这是两种不同性质的生理过程，但又密切相关。当肌膜产生动作电位后，根据局部电流原理，动作电位沿肌膜迅速传播，并经横管膜进入肌细胞深部，使终池上的钙通道开放，贮存在终池内的 Ca^{2+} 顺浓度差进入肌浆到达肌丝区域，与肌钙蛋白结合，引发肌丝滑行过程，导致肌细胞的收缩。

本实验用张力换能器把腓肠肌的机械收缩转化为电能，与骨骼肌的动作电位同步显示，观察两者之间的偶联过程。用高渗甘油对骨骼肌的横管膜进行选择性破坏后，可出现兴奋-收缩脱偶联，即在肌肉表面可记录到动作电位，但肌肉并不收缩。

【实验对象】

蛙或蟾蜍

【实验器材与药品】

生物信号采集处理系统，蛙类手术器械，神经标本屏蔽盒，张力换能器，引导电极，铁支架，双凹夹，锌铜弓，任氏液，高渗甘油。

【实验方法与步骤】

1. 坐骨神经腓肠肌标本的制备(参见第一章第五节之四)

2. 连接实验装置

(1)将离体坐骨神经腓肠肌标本固定在屏蔽盒中。

(2)腓肠肌的跟腱结扎线固定在张力换能器的应变片上,张力换能器与生物信号采集处理系统的通道2相连。

(3)坐骨神经放在刺激电极上,保持神经与电极接触良好,刺激电极与生物信号采集处理系统的刺激输出相连。

(4)一个乏极化引导电极放置在腓肠肌上,接触良好,另一个引导电极接于肌腱,标本接地,引导电极与生物信号采集处理系统的通道1相连。

3. 定制实验,记录肌肉收缩曲线

(1)打开计算机,启动生物信号采集处理系统,点击菜单"实验/实验项目",按计算机提示逐步进入"生物电-机械变化同步描记"的实验项目。设置Medlab系统适当的实验参数。

(2)记录肌肉收缩曲线,观察肌肉收缩的强度与兴奋性。

【实验观察项目】

1. 观察腓肠肌的单收缩　电刺激坐骨神经,观察腓肠肌的动作电位波形、单收缩曲线和刺激标记,以及三者之间的时间关系,计算从动作电位起点到肌肉收缩起点的时差。

2. 观察腓肠肌强直收缩　逐步改变串刺激的刺激频率,观察腓肠肌强直收缩时,肌肉收缩曲线、动作电位波形的变化。

3. 观察兴奋-收缩脱偶联现象　取下标本,将腓肠肌浸泡在高渗甘油任氏液中15～20分钟,当肌肉外观出现皱褶时用锌铜弓刺激标本的神经,如肌肉无收缩反应,再将标本浸泡在任氏液中5～10分钟,然后重复项目1的观察。

【注意事项】

1. 实验过程中要经常用任氏液湿润神经肌肉标本以防干燥。

2. 用单脉冲刺激标本,刺激强度及频率应从小到大逐渐增加。

3. 用甘油浸泡腓肠肌时间不宜过长,以刚出现用锌铜弓刺激神经不出现肌肉收缩时为度。

【思考题】

你能否设计一种实验方法,证明肌肉兴奋时是电变化触发了机械收缩?

(包怡敏、张志雄)

实验6　不同刺激强度和频率对骨骼肌收缩的影响

【实验目的】

1. 观察刺激强度的变化对骨骼肌收缩张力的影响,理解阈刺激、阈上刺激和最大刺激的概念。

2. 观察刺激频率的变化对骨骼肌收缩形式的影响，了解骨骼肌产生不同收缩形式的基本条件。

【实验原理】

刺激引起组织兴奋必须具备三个条件，即一定的强度、一定的持续时间和强度-时间变化率。本实验在固定后两个条件下，改变刺激强度，观察其对骨骼肌收缩的影响。

单根肌纤维对刺激的反应是“全或无”式的。然而，对于整块骨骼肌来说，因组成该肌肉的各条肌纤维的兴奋性大小不同，当用单个刺激直接（或通过神经间接）刺激腓肠肌时，如刺激强度太小，则不能引起肌肉收缩，称为阈下刺激。当刺激强度达到一定时，使肌肉发生最小反应的收缩，这种刚能引起最小反应的最小刺激强度称阈强度（阈值），刚达到阈强度的刺激叫做阈刺激。以后，随着刺激强度的增加，参加收缩反应的肌纤维数量增多，肌肉的收缩幅度也相应地逐步增大，这种高于阈值的刺激称为阈上刺激。当刺激强度继续增大到某一数值时，肌肉出现最大的收缩反应，此时若再增大刺激强度，肌肉收缩不再增大，这种能使肌肉发生最大收缩反应的最小刺激强度称为最适强度，具有最适强度的刺激称为最大刺激，由此引起的肌肉收缩称最大收缩。可见，在一定的范围内，骨骼肌收缩幅度的大小与刺激强度呈正变关系，这是刺激与组织反应之间的一个普遍规律。

刺激的频率不同，肌肉收缩的形式亦不相同。给肌肉一个阈上刺激，肌肉将发生一次收缩，此收缩称为单收缩。单收缩的全时程可分为收缩期和舒张期。当给肌肉连续的脉冲刺激时，在刺激频率较低时，每次刺激的时间间隔大于肌肉的收缩时程，肌肉产生一串单收缩；刺激频率逐渐增加，刺激的间隔时间短于肌肉的收缩时程而长于肌肉的收缩期，于是每次新的收缩都出现在前次收缩的舒张过程中，收缩张力曲线部分融合，呈现锯齿状，产生不完全强直收缩；刺激频率继续增加，刺激的间隔时间短于肌肉的收缩期，肌肉则处于完全的持续收缩状态，收缩张力曲线完全融合，产生完全强直收缩。

【实验对象】

蛙或蟾蜍

【实验器材与药品】

生物信号采集处理系统，蛙类手术器械，肌槽，张力换能器，铁支架，双凹夹，任氏液。

【实验方法与步骤】

1. 制备坐骨神经腓肠肌标本（参见第一章第五节之四）

2. 按图 2-6 连接实验仪器装置

（1）固定标本：将肌动器固定于铁支架上，张力换能器固定在肌动器的正上方；将坐骨神经置于肌动器的刺激电极上，股骨断端固定于肌动器的小孔内，再将腓肠肌跟腱上的结扎线与张力换能器的应变片相连；调整张力换能器与肌动器的距离，保持连线的垂直和适宜的紧张度。

（2）仪器连接：张力换能器与计算机生物信号采集处理系统输入通道相连；系统的刺激输出与肌动器上的刺激电极相连。

3. 定制实验，记录肌肉收缩曲线

（1）打开计算机，启动生物信号采集处理系统，点击菜单“实验/实验项目”，按计算机提示逐步进入“骨骼肌收缩活动”的实验项目。设置 Medlab 系统适当的实验参数。

（2）记录肌肉收缩曲线，观察肌肉收缩的强度与兴奋性。

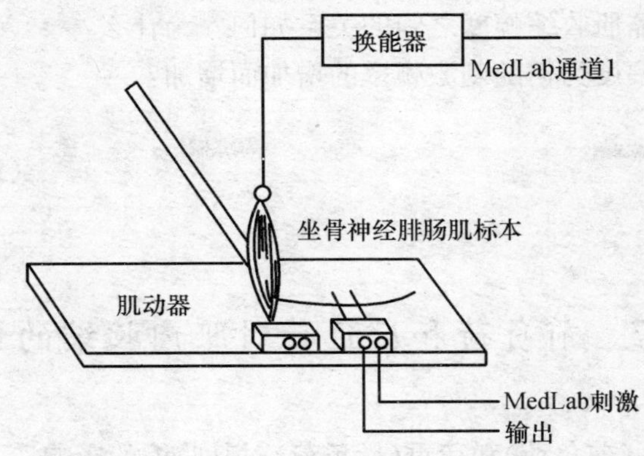

图 2-6　坐骨神经-腓肠肌标本实验装置连接示意图

（引自沈岳良主编．现代生理学实验教程．北京：科学出版社，2002）

【实验观察项目】

1．改变刺激强度，记录肌肉的收缩张力曲线

（1）阈刺激：根据设置的刺激参数，逐次增大刺激强度，刚能引起腓肠肌收缩的刺激强度为阈强度，该刺激为阈刺激。

（2）最大刺激：刺激强度逐步增大，可记录到收缩曲线逐步升高的曲线图，直到最后收缩曲线的幅度不再随刺激强度的增加而升高，即为最大收缩，达到最大收缩的最小刺激强度的刺激，即为最大刺激。

2．改变刺激频率，记录肌肉的收缩张力曲线

（1）单收缩：用阈上刺激作用于坐骨神经，刺激频率较低时，描记出连续的单收缩曲线。

（2）不完全强直收缩：随着刺激频率的增加，描记出锯齿状的不完全强直收缩曲线。

（3）完全强直收缩：继续逐次增加刺激频率，描记出平滑的完全强直收缩曲线。各种曲线见图 2-7。

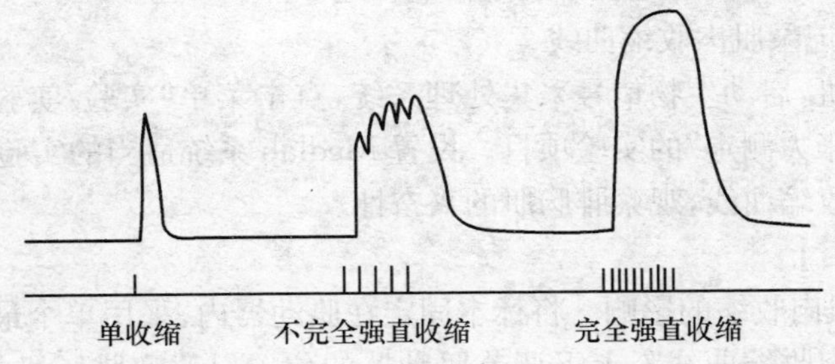

图 2-7　蟾蜍腓肠肌单收缩与强直收缩示意图

【注意事项】

1．每次刺激后要休息一段时间（0.5～1min），以防标本疲劳。

2．经常滴加任氏液湿润标本，以保持良好的兴奋性。

【思考题】

1. 刺激强度与骨骼肌收缩幅度之间的关系如何？为什么？

2. 骨骼肌的收缩幅度为何随刺激频率的增加而增加？

（包怡敏、张志雄）

实验 7 前负荷和后负荷对肌肉收缩的影响

【实验目的】

了解骨骼肌初长度（前负荷）和荷重（后负荷）对其收缩的影响。

【实验原理】

肌肉收缩的效能表现为张力、长度两方面的变化。有两种负荷可影响肌肉收缩的效能。一种是在肌肉收缩前就加在肌肉上的，称为前负荷，它使肌肉具有一定的初长度。在一定范围内，肌肉收缩可随前负荷的增加而加强，能使肌肉产生最大张力的前负荷称为最适前负荷。大于或小于最适前负荷都将导致肌肉收缩的力量减弱；另一种负荷是肌肉在开始收缩时所遇到的阻力，称为后负荷，它使肌肉收缩时产生相应的张力。后负荷愈大，肌肉收缩时产生的张力愈大，开始缩短的时间愈迟，缩短的速度愈慢，缩短的幅度愈小。

【实验对象】

蛙或蟾蜍

【实验器材与药品】

生物信号采集处理系统，蛙类手术器械，带有刻度的肌动器，张力换能器（等长换能器、等张换能器），砝码，铁支架，双凹夹，任氏液。

【实验方法与步骤】

1. 制备坐骨神经腓肠肌标本（参见第一章第五节之四）

2. 连接实验装置，张力换能器与生物信号采集处理系统的信号输入连接；坐骨神经放在刺激电极上，刺激电极与系统的刺激输出相连。

3. 定制实验，记录肌肉收缩曲线

（1）打开计算机，启动生物信号采集处理系统，点击菜单“实验/实验项目”，按计算机提示逐步进入“肌张力测定”的实验项目。设置 Medlab 系统适当的实验参数。

（2）记录肌肉收缩曲线，观察腓肠肌的兴奋性。

【实验观察项目】

1. 前负荷对肌肉收缩的影响　将标本固定在肌动器内，采用单个最大刺激强度刺激坐骨神经，记录肌肉收缩曲线。上下调节肌动器的位置以改变腓肠肌的初长，观察初长（前负荷）与肌肉收缩张力的关系。

2. 后负荷对肌肉收缩的影响　将标本固定在肌动器与等张换能器的杠杆右端，左端悬挂一砝码（其重量用肌肉本身自重约 1～2g，即前负荷），调节肌动器位置，使杠杆左端刚好与其下方的一支撑点接触，此时肌肉的长度即初长。再在杠杆左端增加不同重量的砝码，这些砝码因不能使杠杆下压而不影响初长，它相当于后负荷。

分别观察增加 5g、10g、15g、20g 等不同重量的砝码时，肌肉缩短的长度曲线有何改变，同时观察肌肉缩短的长度和速度的关系。肌肉收缩曲线上升斜率＝肌肉缩短长度/时间，即肌肉收缩速度。肌肉收缩曲线上升斜率越大表示肌肉收缩速度越快。此外，可用微分求出速度曲线，V＝dl/dt。

3. 肌肉收缩做功的计算　W(g·cm)＝后负荷(g)×肌肉缩短距离(cm)。如果换能器杠杆两臂不等长，力臂（长臂）与重臂（短臂）的长度之比是2∶1，其W(g·cm)＝后负荷(g)×肌肉缩短距离(cm)/2。

4. 作出负荷与肌肉做功的关系曲线　以前负荷为横坐标，所做功为纵坐标，作出前负荷与肌肉做功的关系曲线，标出最适前负荷。前负荷相同时，以不同后负荷为横坐标，所做功为纵坐标，作出后负荷与肌肉做功的关系曲线。

【注意事项】

1. 腓肠肌跟腱上的线一定要缚得很紧、很牢，不能因负荷加大而滑动。
2. 采用单个最大刺激，实验中不应随意改动刺激参数。
3. 在更改负荷进行刺激之前，应使肌肉充分弛缓并休息1～2分钟。
4. 经常用任氏液湿润标本，以防干燥。
5. 整个实验应尽快完成，否则实验过程中会因为标本兴奋性的改变而影响实验结果。

【思考题】

1. 肌肉初长与张力的关系如何？
2. 后负荷与收缩长度和速度之间的关系如何？

（包怡敏、张志雄）

第二节　血液系统实验

实验8　红细胞沉降率的测定

【实验目的】

学习和熟悉红细胞沉降率的测定方法，掌握红细胞悬浮稳定性和红细胞沉降率的概念和原理。

【实验原理】

红细胞比重(1.090～1.098)大于血浆(1.025～1.030)，红细胞将因重力作用而下沉，但正常时下沉的速度十分缓慢。红细胞能悬浮于血浆中不易下沉的特性，称为悬浮稳定性。通常以红细胞在第一小时末下沉的距离（高度）表示红细胞的沉降速度，即红细胞沉降率，简称血沉（ESR）。若以短管法（Cutler法）检测ESR，则正常值范围男性为0～3mm/h，女性为0～10mm/h；若以长管法（Westergren法）检测ESR，则男性为0～15mm/h，女性为0～20mm/h。红细胞的沉降率越大，表示其悬浮稳定性越小。

红细胞的悬浮稳定性，来源于双凹圆碟形的红细胞在下降时与血浆的摩擦阻力和红细胞间同性表面电荷所产生的排斥力。某些疾病(如活动性肺结核、风湿热、晚期癌症等)血沉加快,是由于多个红细胞发生以凹面相贴,形成红细胞叠连。红细胞的叠连会使细胞表面积与容积比值减小,进而使红细胞与血浆的摩擦阻力下降,故血沉加快。

【实验对象】

家兔

【实验器材与药品】

1. 实验器材　Westergren's 沉降管,固定架,小吸管,试管架,5ml 注射器 1 个,8 号针头,棉签,定时钟。

2. 实验药品　3.8%枸橼酸钠液,75%酒精,碘酒。

【实验方法与步骤】

1. 采血　首先将抗凝剂 3.8%枸橼酸钠液 0.4ml 加入试管中,用消毒注射器和针头从家兔静脉抽取血液 2ml,继而准确地将 1.6ml 血液注入试管中,采用颠倒试管的方法使血液与抗凝剂充分混匀。

2. 向 Westergren's 沉降管注血　从血沉架上取下 1 支 Westergren's 沉降管,用吸管从试管中吸取血液注入 Westergren's 沉降管,直至使血液达沉降管“0”点为止。进而将沉降管垂直竖立并固定在血沉架上静置,并立刻用定时钟记时。

【观察项目】

1. 从定时钟记时开始,观察 Westergren's 沉降管内血浆层的高度。至 Westergren's 沉降管静置 1 小时为止,立即观察此刻 Westergren's 沉降管内血浆层的高度,记下数值,此值即为 ESR 值。读取 ESR 值时,若红细胞上端成斜坡或呈尖峰形时,应选取斜坡部分的中间水平为确定值。

2. 填写 ESR 测定报告表,内容包括:姓名、性别、年龄、ESR 值。

【注意事项】

1. 本实验应在室温条件(20～25℃)下进行,以排除温度对实验的影响。

2. 若进行人体测试,必须坚持严格的注射器和针头消毒制度和程序。

3. 采用颠倒试管法混匀血液与抗凝剂一般为 3～4 次,并避免剧烈振荡,以免破坏红细胞,影响实验结果。

4. 向 Westergren's 沉降管注血时,沉降管血内不能有气体混入。

【思考题】

红细胞沉降率的正常值,以及异常变化的意义。

(张　胜、李国彰)

实验 9　红细胞渗透脆性试验

【实验目的】

观察正常红细胞渗透脆性的具体表现,提高对红细胞渗透脆性原理和意义的认识。

【实验原理】

红细胞在低渗溶液中发生膨胀、破裂和溶血的特性，称为渗透脆性。渗透脆性可用来表示红细胞对低渗溶液的抵抗能力，渗透脆性大，表示红细胞对低渗溶液的抵抗力小；反之，渗透脆性小，则表示红细胞对低渗溶液的抵抗力大。红细胞渗透脆性的大小主要与红细胞表面积/容积的比值、膜的弹性有关，衰老的红细胞、球形红细胞渗透脆性增大。

正常成人的红细胞，一般在0.42%～0.46%的NaCl溶液中开始溶血，在0.32%～0.34%的NaCl溶液中完全溶血。在某些患溶血性疾病的病人，红细胞开始溶血和完全溶血的NaCl溶液浓度均比正常人高，表明红细胞膜的渗透脆性增大。实验表明，衰老的红细胞和4℃保存超过42天的红细胞渗透脆性大。

【实验对象】

家兔

【实验器材与药品】

试管架，2ml吸管，8×25小试管10支，2ml注射器1个，8号针头，荧光记号笔。1% NaCl溶液，蒸馏水。

【实验对象】

家兔

【实验方法与步骤】

1. 制备低渗盐溶液　采用荧光记号笔将小试管10支依序标记号码，顺序置于试管架上。按照表2-4所示的配制方法和药物剂量，依序向试管加入1%NaCl溶液和蒸馏水，便配制好不同浓度的低渗盐溶液(2ml/1支试管)。

表2-4　低渗NaCl溶液的配制

试剂＼试管号	1	2	3	4	5	6	7	8	9	10
1%NaCl溶液(ml)	1.80	1.60	1.20	1.00	0.92	0.84	0.76	0.68	0.64	0.50
蒸馏水(ml)	0.20	0.40	0.80	1.00	1.08	1.16	1.24	1.32	1.36	1.50
NaCl溶液浓度(%)	0.90	0.80	0.60	0.50	0.46	0.42	0.38	0.34	0.32	0.25

2. 采血并滴入试管　首先采用干燥的2ml注射器，从家兔的耳缘静脉采血。然后，向每一个试管滴入1滴血液，并使各试管的低渗NaCl溶液与血液充分混合，在室温下放置1小时。

【观察项目】

1. 观察试管混合液的颜色，以确定发生溶血时的NaCl溶液的浓度。

(1)试管内液体有明确的颜色分层现象，即上层为近于无色或极淡红色，而下层为浑浊红色，表明红细胞没有溶解。

(2)若试管内液体的上层出现透明红色，而下层为浑浊红色，表明部分红细胞破坏和溶解，为不完全溶血。注意观察开始出现不完全溶血的NaCl溶液浓度，即可确定为红细胞的最小渗透抵抗力，也即红细胞的最大渗透脆性。

(3)若试管内液体完全变为透明红色，表明红细胞完全被破坏和溶解，即完全溶血。引起完全溶血的最低NaCl溶液浓度，即可确定为红细胞的最大渗透抵抗力，也即红细胞的最小渗透脆性。

2. 记录红细胞的渗透脆性范围，即开始出现不完全溶血的 NaCl 溶液浓度和完全溶血的最低 NaCl 溶液浓度。

【注意事项】

1. 本实验须在室温下进行。
2. 吸管、小试管、注射器和针头应保证清洁干燥。
3. 实验中取液和采血必须准确，否则将因实验的误差而失去该实验的意义。
4. 向试管滴入血液后，可轻轻摇匀液体，避免剧烈震荡。
5. 观察实验结果应在光线明亮处进行。

【思考题】

红细胞的渗透脆性与红细胞渗透抵抗的关系是什么？

（张　胜、李国彰）

实验 10　出血时间和凝血时间的测定

【实验目的】

学习出血时间和凝血时间的测定方法，加深生理性止血的认识。

【实验原理】

出血时间(bleeding time)是指刺破皮肤毛细血管，血液自行流出一直到自行停止出血所需的时间。当机体受损出血时，机体将启动生理性止血机制。生理性止血过程主要包括血管收缩、血小板止血栓形成和血液凝固等 3 个时相。血管损伤时，受损伤的血管立即发生收缩，血管管径变小，血流缓慢，有助于血小板发生粘附、聚集形成较松软的血小板止血栓；血小板释放的血管活性物质，如 5-羟色胺、TXA_2 等，促进血小板粘附和聚集的同时，血小板为凝血因子反应提供磷脂表面，吸附大量凝血因子，加速凝血过程，局部形成坚实的止血栓，使出血停止。正常人出血时间为 1～4min，出血时间延长常见于血小板数量减少或毛细血管功能受损。

凝血时间(coagulation time)是指血液流出体外至血液凝固所需要的时间。凝血时间则反映血液凝固过程是否正常，而与血小板数量或毛细血管脆性关系较小。正常人凝血时间为 2～5min，凝血时间延长可反映凝血因子缺乏或异常的疾病。

【实验对象】

家兔

【实验药品与器材】

消毒采血针或三棱针，载玻片，消毒滤纸条，消毒棉球，大头针，秒表，4％碘酒，75％酒精。

【实验方法与步骤】

1. 出血时间的测定

(1)以 4％碘酒和 75％酒精消毒耳垂或环指指端腹侧，待酒精挥发后，用消毒采血针

(或三棱针)刺入皮肤 2～3mm 深,即可见血液自然流出。从血液自然流出时刻起立即记时。

(2)从开始记时起,每隔 30 秒用消毒滤纸条吸干流出的血液 1 次,直至吸不到血液为止。

(3)记录开始出血至止血的时间,也可以滤纸上的血液点数乘以 0.5 来计算,其结果即为出血时间。

2. 凝血时间的测定　以 4%碘酒和 75%酒精消毒耳垂或环指指端腹侧,待酒精挥发后,用消毒采血针(或三棱针)刺入皮肤 2～3mm 深,使血液自然流出,用消毒干棉球轻轻拭去第 1 滴血液,待血液重新自然流出时,立即开始记时。以清洁干燥的载玻片接取第 1 滴血液。2 分钟后,每隔 30 秒用采血针挑血 1 次,直至挑起细纤维状的血丝为止,表示开始凝血,记录血液自然流出到挑起细纤维状的血丝的时间即为凝血时间。

【注意事项】

1. 严格实验用品的消毒制度。

2. 针刺前务必对穿刺局部作好消毒,不可草率。

3. 用针尖挑血时应向一个方向横穿直挑,切勿向多个方向挑动,以免破坏纤维蛋白网结构,导致不凝血或凝血时间延长的假象。

【思考题】

出血时间和凝血时间延长有何临床意义?

(张　胜、李国彰)

实验 11　血液凝固及其影响因素

【实验目的】

掌握血液凝固的基本过程;熟悉影响血液凝固的因素。

【实验原理】

血液凝固简称血凝,指血液由流动的液体状态变成不能流动的凝胶状态的过程。血凝最终表现是纤维蛋白的生成。并且纤维蛋白交织成网,把血细胞网罗其中,生成血凝块。血液凝固过程是由许多凝血因子参加的连续的化学反应。血凝基本可以分为凝血酶原激活物的形成、凝血酶(Ⅱa)形成和纤维蛋白(Ⅰa)形成等三个阶段。影响血液凝固的因素有很多,如①温度:在一定范围内,温度降低可使血凝过程中酶活性下降,虽不能完全阻止血凝,但可延缓血凝;温度升高则可使酶活性提高,加速血凝;②接触面的光滑程度:接触粗糙的表面可增加血小板的聚集和释放,加快凝血;③血浆 Ca^{2+} 是凝血因子Ⅳ,草酸钾(或柠檬酸钠)均可与 Ca^{2+} 生成不易离解的可溶性络合物以去掉血浆中游离的 Ca^{2+},以阻止血凝。

【实验对象】

家兔

【实验器材与药品】

1. 实验器材 兔手术台，哺乳动物手术器械1套，带内芯的静脉套管，恒温水浴器，20ml注射器，试管4支，50ml小烧杯2只，滴管，缠有橡皮条的玻璃棒1支，镊子，棉花，记号笔，碎冰。

2. 实验药品 肝素，生理盐水，3.8%柠檬酸钠溶液，0.025mol/L $CaCl_2$，20%氨基甲酸乙酯，液体石蜡。

【实验方法与步骤】

1. 实验器材准备

(1)取干洁小试管3支置于试管架上，用记号笔依序编号1、2、3…。

(2)取干洁50ml小烧杯1只，放入碎冰半杯，取1号试管置入杯中预冷，作为“冷管”备用。

(3)调好恒温水浴器，使水温调定于37℃。取2号试管置入恒温水浴器作为“温管”备用。

(4)取3号试管，用滴管吸取液体石蜡滴入，转动试管，使液体石蜡均匀涂于管壁上，作为“液体石蜡管”备用。

(5)取4号试管，滴入3.8%柠檬酸钠溶液0.1ml，备用。

2. 家兔颈静脉插管(方法见第一章第五节插管技术)，留置，以备随时取血。

【观察项目】

1. 血液凝固过程分析 由家兔颈静脉套管拔出内芯，放血10ml，分别注入备好的2只干洁烧杯内。A烧杯血液静置，观察血液凝固现象；在B烧杯，采用缠有橡皮条的玻璃棒搅拌血液，可见纤维蛋白丝缠绕在橡皮条上，观察血液是否会凝固？15min后，用水冲洗橡皮条，观察纤维蛋白。

2. 影响血液凝固的因素

(1)温度对血液凝固的影响：取已经预冷和预热的试管，由家兔颈静脉套管放血，向“冷管”和“温管”分别注入1ml，并立即将“冷管”再次放入盛有碎冰块的烧杯内；将“温管”放入37℃的恒温水浴中，观察血液凝固时间，比较之。

(2)接触面的光滑程度对血液凝固的影响：由家兔颈静脉套管放血，向“液体石蜡管”和“棉花管”分别注入1ml，观察血液凝固情况。

(3)Ca^{2+}对血液凝固的影响：由家兔颈静脉套管放血，向滴有柠檬酸钠的试管内注入1ml血液，混匀，观察血液是否会凝固。15min后，若血液不凝固，则向管内加入0.025mol/L $CaCl_2$ 2～3滴，观察血液是否会凝固。

【注意事项】

1. 实验用的玻璃器皿，如试管、烧杯滴管和注射器要保证是洁净和干燥的。

2. 用于比较的实验观察时间应相等。

【思考题】

1.“冷管”和“温管”的血液凝固效应有何不同，为什么？

2.“液体石蜡管” 和“棉花管”的血液凝固效应有何不同，为什么？

(张 胜、李国彰)

实验12　ABO血型的测定

【实验目的】

学习采用标准血清测定ABO血型的方法；观察红细胞凝集现象。加深对鉴定ABO血型重要性的认识。

【实验原理】

若将血型不相容的血液滴在玻片上混合，其中的红细胞就会凝集成簇，这种现象称为红细胞凝集。当血型不相容的血液输入人体时，血管内可发生同样的情况，其结果可危及生命，临床上称之为输血反应。因此，为了保证输血的安全，避免输血反应，在准备输血时，首先应鉴定ABO血型。

红细胞凝集的本质是抗原-抗体反应，凝集原在凝集反应中起抗原的作用，故称为凝集原，即血型抗原。能与红细胞膜上的凝集原起反应的特异抗体则称为凝集素，即血型抗体。

将受试者的红细胞加入已知的标准A型血清（含抗B凝集素）和标准B型血清（含抗A凝集素）中，分别观察有无凝集现象。根据红细胞凝集的抗原-抗体反应原理，则可判定受试者红细胞膜所含的凝集原，从而，确定受试者血型，即红细胞膜上只含凝集原A者为A型，只含有凝集原B者为B型，既有凝集原A、又有凝集原B者为AB型，既无凝集原A、又无凝集原B者为O型。

【实验对象】

人

【实验器材与药品】

1. 实验器材　显微镜，验血玻片，采血针，滴管，小试管，小玻棒2支，消毒棉球。

2. 实验药品　A型标准血清和B型标准血清，75%乙醇，生理盐水。

【实验方法与步骤】

1. 首先取干洁的验血玻片，吸取A型标准血清和B型标准血清各1滴，分别滴在验血玻片的左右两侧的圆圈内，左侧滴入A型标准血清，右侧滴入B型标准血清。

2. 在采血处严格按照消毒规则和程序消毒，而后用消毒采血针刺至受试者耳垂（或食指尖），取1～2滴血至盛有1ml生理盐水的试管内，混匀而成红细胞悬液。

3. 吸取红细胞悬液，滴向验血玻片两侧的标准血清上，然后用小玻棒将红细胞悬液和标准血清混匀，并轻轻摇动验血玻片，务使红细胞悬液和标准血清充分混匀。

4. 混匀10min后用肉眼观察有无凝集现象发生，并进一步采用显微镜（低倍下）观察。若无明显凝集现象发生，再次用小玻棒将红细胞悬液和标准血清混匀，30min后，再次按上述方法重复观察。

5. 最后根据验血玻片两侧的反应情况判定受试者血型（图2-8）。

【注意事项】

1. 消毒棉球，采血针应进行高压灭菌消毒。

2. 对受试者的采血处消毒要严格认真。采血动作要轻巧。

3. 采血针刺后的第1、2滴血，要用消毒棉球擦去，弃之不用，要采用随后流出之血液。

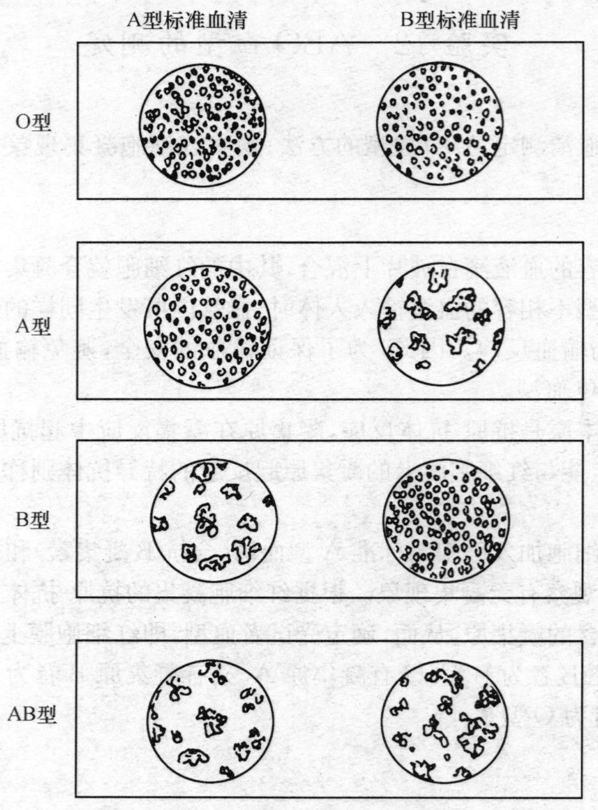

图 2-8 ABO 血型的测定

（引自沈岳良主编．现代生理学实验教程．北京：科学出版社，2002）

4. 血型的最后确定应由实验指导教师鉴定确认之。

【思考题】

血型鉴定的实际意义是什么？

（张 胜、李国彰）

第三节 循环系统实验

实验 13 蟾蜍心脏起搏点分析

【实验目的】

采用结扎法，观察蟾蜍心脏起搏点，加深正常心脏起搏点、及其兴奋传导的认识。

【实验原理】

心脏各部自律细胞自律性频率存在着差别，其中窦房结的自律性最高，房室交界和房室束及其分支次之，浦肯野纤维的自律性最低。生理条件下，窦房结产生的节律性冲动按一定顺序传播，引起心脏其他各部位心肌细胞兴奋，产生与窦房结P细胞一致的节律性活动，因此，窦房结被称为正常起搏点。在窦房结控制下，所产生的心脏节律性活动，称为窦性心律。窦房结发出激动后，通过心肌细胞的传导，相继引起心房和心室的兴奋与收缩，即所谓"窦→房→室"顺序的兴奋与传导。蟾蜍心脏的起搏点是静脉窦。

窦性心律下，心脏其他自律组织均处于窦房结P细胞控制之下，而其本身的自律性并不表现，只起传导兴奋的作用，故窦房结P细胞以外心脏其他自律组织被称为潜在起搏点。在异常情况下，如窦房结P细胞自律性下降，或窦房结P细胞的兴奋下传受阻(传导阻滞)，此时潜在起搏点则可取代窦房结P细胞的功能而表现自律性，以维持心脏的兴奋和搏动，这时潜在起搏点就称为异位起搏点，其表现的心搏节律称为异位节律。当窦房结功能障碍，停止发放冲动或下传受阻后，则先由房室交界的自律活动来替代，产生房室交界性心律；若窦房结和房室交界自律功能均发生障碍时，则由心室自身的自律活动来替代，产生心室自身心律。

【实验器材与药品】

蛙类手术器械，蛙板、烧杯，棉球及棉线，任氏液。

【实验方法与步骤】

1. 暴露蛙心　取蟾蜍，毁坏脑和脊髓，仰卧位固定在蛙板上。从剑突下将胸部皮肤向上剪开，再剪掉胸骨，打开心包，暴露心脏。

2. 按图2-9所示，观察心脏各部；重点观察静脉窦、心房、心室等3个部位。

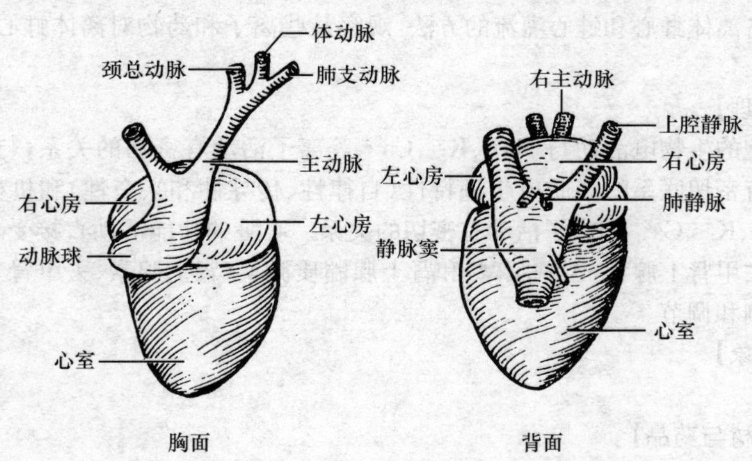

图2-9　蛙心结构示意图

(引自赵铁千、王雨若主编．生理学实验指导．北京：人民卫生出版社，1985)

【实验观察项目】

1. 观察静脉窦、心房、心室跳动的先后顺序，并计数它们各自的每分钟跳动的次数。

2. 在主动脉干下穿一条棉线，沿静脉窦与心房交界处的半月线进行第1次结扎，阻断。

3. 静脉窦与心房之间兴奋的传导，可见心房、心室停止跳动。而静脉窦仍在跳动。继续观察静脉窦、心房、心室活动情况，并随时用任氏液滴加静脉窦、心房、心室。

4. 待心房、心室恢复跳动(一般在结扎后 15～20min)后,观察并计数静脉窦、心房、心室它们各自每分钟跳动的次数。

5. 在心房与心室之间的房室沟处进行第 2 次结扎,阻断心房与心室之间兴奋的传导,可见心室停止跳动,而静脉窦和心房仍在跳动。继续观察静脉窦、心房、心室活动情况,并随时用任氏液滴加静脉窦、心房、心室。

6. 待心室恢复跳动后,观察并计数静脉窦、心房、心室它们各自的每分钟跳动的次数。

【注意事项】

1. 整个实验过程中,注意随时滴加任氏液,以保持蛙心的兴奋性。

2. 每一次结扎都应扎紧,以达到完全阻断兴奋的传导。

【思考题】

结扎后,心房或心室停止跳动,经过一段时间后,又恢复跳动,为什么?

(李国彰、张 胜)

实验 14 离子和药物对离体蛙心节律活动的影响

【实验目的】

学习制备离体蛙心和蛙心灌流的方法,观察某些离子和药物对离体蛙心节律活动的影响。

【实验原理】

心肌细胞的生物电活动与 Na^{+}、K^{+}、Ca^{2+} 等离子活动有密切的关系,与心肌细胞的生物电活动有密切联系的心肌电生理特性(自律性、传导性和兴奋性)和机械特性(收缩性)也与 Na^{+}、K^{+}、Ca^{2+} 等离子活动有密切的关系。心脏的功能活动直接受自主神经(其主要递质是去甲肾上腺素、乙酰胆碱)和肾上腺髓质激素(肾上腺素、去甲肾上腺素)等体液因素的影响和调节。

【实验对象】

蟾蜍

【实验器材与药品】

1. 实验器材 生物信号采集处理系统,张力换能器,蛙类手术器械,万能支架,蛙板,蛙心插管,蛙心夹,蛙钉,滴管,棉球及丝线等。

2. 实验药品 任氏液,2%氯化钙溶液,0.65%氯化钠溶液,1%氯化钾溶液,0.01%肾上腺素溶液,0.01%乙酰胆碱溶液。

【实验方法与步骤】

1. 制备离体蛙心标本 按第一章第五节“离体蛙心制备”的方法制备离体蛙心。

2. 连接实验仪器装置 用双凹夹将离体蛙心固定在万能支架上。在舒张期用蛙心夹夹住心尖部,将蛙心夹引线与张力换能器相连,张力换能器连接到生物信号采集处理系统(图 2-10)。

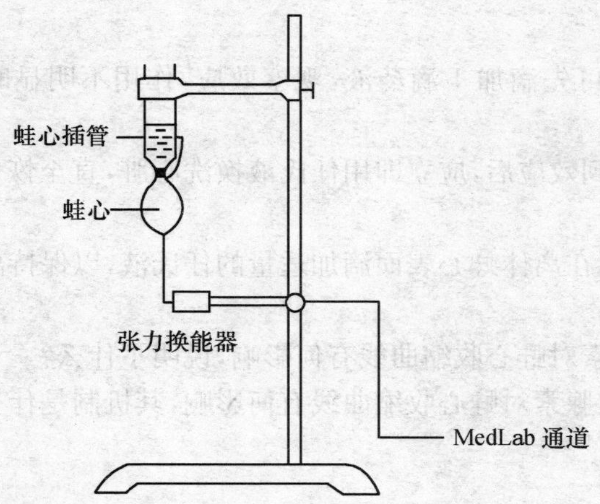

图 2-10 离体蛙心实验装置图

（改编自朱建平主编．生理科学实验教程．
北京：科学出版社，2003）

3．定制实验，记录离体蛙心正常收缩曲线

(1)打开计算机，启动生物信号采集处理系统，点击菜单“实验/实验项目”，按计算机提示逐步进入“离子和药物对离体蛙心影响”的实验项目。按表 2-5 进行本实验参数设置。

表 2-5 Medlab 系统实验参数设置

采 样	参 数
显示方式	连续记录
采样间隔	20ms
采样通道	1(DC)
处理名称	张力
放大倍数	100
X 轴压缩比	50：1～100：1
Y 轴压缩比	2：1～8：1

(2)记录离体蛙心正常收缩曲线，观察离体蛙心收缩的节律、频率和强度。

【实验观察项目】

1．描记正常蛙心收缩曲线作为基础对照。

2．观察无机离子对蛙心正常收缩曲线的影响

(1)向离体蛙心插管滴加 2%氯化钙溶液 1～2 滴，观察蛙心收缩曲线的改变。

(2)向离体蛙心插管滴加 0.65%氯化钠溶液 1～2 滴，观察蛙心收缩曲线的改变。

(3)向离体蛙心插管滴加 1%氯化钾溶液 1～2 滴，观察蛙心收缩曲线的改变。

3．观察药物对蛙心正常收缩曲线的影响

(1)在离体蛙心上滴加 0.01%肾上腺素溶液 1～2 滴，观察蛙心收缩曲线的改变。

(2)向离体蛙心插管滴加 0.01%乙酰胆碱溶液 1～2 滴，观察蛙心收缩曲线的改变。

【注意事项】

1. 每项实验观察可先滴加1滴药液，观察效应，作用不明显时再补加药液，以免过量。

2. 每项实验观察到效应后，应立即用任氏液换洗心脏，直至恢复到正常收缩曲线时，再进行下一项实验。

3. 实验过程中，要在离体蛙心表面滴加适量的任氏液，以保持离体蛙心表面湿润。

【思考题】

1. 钙、钠、钾等因素对蛙心收缩曲线有何影响，说明了什么？

2. 乙酰胆碱、肾上腺素对蛙心收缩曲线有何影响，其机制是什么？

（张 胜、李国彰）

实验15 蟾蜍心室期前收缩与代偿间歇

【实验目的】

通过在心脏活动的不同时期给予刺激，观察心脏在兴奋过程中的兴奋性的周期性变化。

【实验原理】

心肌细胞每产生一次兴奋，其兴奋性随膜通道状态的变化而发生周期性的变化。如果在窦性心律兴奋的有效不应期之后，心室受到生理或病理性的额外刺激，心室则可产生一次提前的兴奋和收缩称为期前兴奋或期前收缩。

期前兴奋也有它自己的有效不应期，当紧接在期前兴奋之后的一次窦房结兴奋传到心室时，常常恰好落在期前兴奋的有效不应期内，因而不能引起心室兴奋和收缩，形成一次脱失，必须等到下一次窦房结兴奋传到心室时才能引起心室收缩。这样，在一次期前收缩之后往往出现一段较长的心室舒张期，称为代偿间歇。

【实验器材与药品】

生物信号采集处理系统，张力换能器，刺激电极，蛙类手术器械，万能支架，蛙心夹，滴管，任氏液。

【实验方法与步骤】

1. 制备蛙心标本

(1)取蟾蜍，毁坏脑和脊髓，仰卧位固定在蛙板上。从剑突下将胸部皮肤向上剪开，再剪掉胸骨，剪开心包，暴露心脏，用任氏液湿润心脏表面。

(2)在心室舒张时将带有连线的蛙心夹夹住心尖，把连线与张力换能器相连。注意保持连线一定的松紧度，将刺激电极固定于万能支架，使其两极和心室接触。

2. 连接实验仪器装置 将张力换能器与生物信号采集处理系统相连。刺激电极与生物信号采集处理系统的刺激(或刺激器的)输出相连(图2-11)。

3. 定制实验，记录蛙心正常收缩曲线

(1)打开计算机，启动生物信号采集处理系统，点击菜单“实验/实验项目”，按计算机

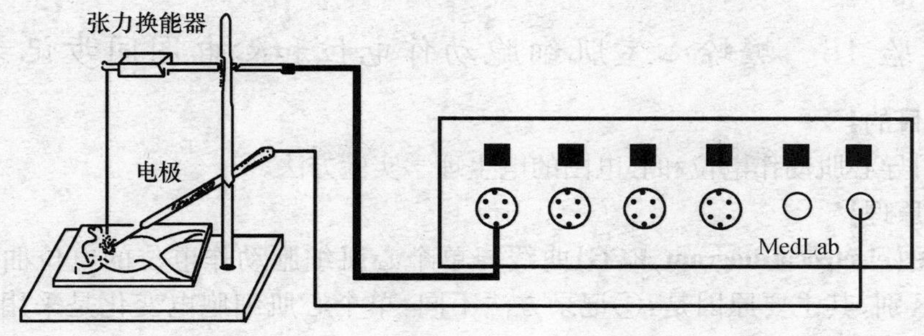

图 2-11　蛙心期前收缩实验装置连接图

（改编自朱建平主编. 生理科学实验教程. 北京：科学出版社，2003）

提示逐步进入“蟾蜍心室期前收缩与代偿间歇的观察”的实验项目。按表 2-6 进行本实验参数设置。

表 2-6　Medlab 系统实验参数设置

采　样	参　数		刺　激	参　数
显示方式	示波器和记录仪		刺激方式	单刺激
X 轴压缩比	50∶1		波宽	5ms
采样通道	1	4	幅度	0.5V
放大倍数	50～100	5～50		
Y 轴压缩比	4∶1	64∶1		

（2）记录蛙心正常收缩曲线，观察曲线的收缩期和舒张期，以及蛙心收缩的节律和频率。

【实验观察项目】

1. 描记正常蛙心收缩曲线，作为基础对照。

2. 采用中等强度的单刺激分别在心室收缩期和舒张早期刺激心室，观察能否引起期前收缩。

3. 采用同等强度的刺激在心室舒张早期之后刺激心室，观察有无期前收缩的出现，如果能引起期前收缩，观察其后是否出现代偿间歇。

【注意事项】

1. 破坏脑和脊髓要彻底。

2. 注意滴加任氏液，以保持蛙心的兴奋性。

【思考题】

1. 在心室收缩期和舒张早期刺激心室能否引起期前收缩？

2. 期前收缩之后是否一定出现代偿间歇？

（张　胜、李国彰）

实验16 蟾蜍心室肌细胞动作电位和心电图同步记录

【实验目的】

学习引导心肌动作电位和心电图的电生理学实验方法。

【实验原理】

心电图(electrocardiogram，ECG)曲线与单个心肌细胞动作电位的电位曲线相比较有明显的区别，其主要原因是：①记录方法不同：单个心肌细胞电变化是采用细胞内记录法，而心电图是采用细胞外记录法；②心肌细胞生物电变化曲线是单个心肌细胞在静息时或兴奋时膜内外电位变化曲线，而心电图反映的是一次心动周期中整个心脏的生物电变化。

本实验采用浮置式微电极方法引导和记录在体心肌细胞动作电位，并同步描记心电图。

【实验器材与药品】

1. 实验器材 生物信号采集处理系统(或双线示波器)，屏蔽箱，防震台，蛙类手术器械，微电极放大器，微电极拉制仪，微电极推进器，微电极储存盒，量程达100MΩ的万用表，含有3mol/L KCL溶液支架瓶，玻璃毛坯，灌液壶，镊子，银丝，显微镜，锉刀，接地线等。

2. 实验药品 任氏液3mol/L KCL溶液，2%氯化钙溶液，0.65%氯化钠溶液，1%氯化钾溶液，0.01%肾上腺素溶液，0.01%乙酰胆碱溶液。

【实验方法与步骤】

1. 玻璃微电极制备

(1)拉制玻璃微电极：设定微电极拉制仪参数(温度、拉力)，将玻璃毛坯拉制成尖端阻抗5～15MΩ的玻璃微电极，在高倍显微镜下，检查微电极尖端小于1μm。

(2)充灌玻璃微电极：用灌液壶，吸取3mol/L KCL溶液，缓慢向玻璃微电极内灌注，排气，使其尖端也充满KCL溶液，随后放入含有3mol/L KCL溶液支架瓶，使玻璃微电极完全浸在3mol/L KCL溶液中，备存。

(3)安置浮置式玻璃微电极：首先将焊接有银丝(长度15.25cm，直径30μm，中段有2～3圈螺旋)的电极固定在微电极推进器上；取一支充灌良好的玻璃微电极，用任氏液反复冲洗微电极，洗掉在微电极管壁上的KCL，而后用滤纸将玻璃微电极外壁吸干。在距尖端1cm处用锉刀轻锉，将微电极折断保留尖端，至此符合实验要求的微电极已制备成功。然后用镊子将银丝插入已制备好的微电极，并使其牢牢嵌入电极内腔的根部，此时，玻璃微电极悬吊在空中，备用。

2. 暴露蛙心 取蟾蜍，毁坏脑和脊髓，仰卧位固定在蛙板上。从剑突下将胸部皮肤向上剪开，再剪掉胸骨，剪开心包，暴露心脏，用任氏液湿润心脏表面。

3. 连接实验仪器装置(图2-12)

(1)心电图导联连接：在蟾蜍的右前肢、左后肢和右后肢分别插入一根针灸针电极，以引导蟾蜍的标准Ⅱ导联的心电图，心电图导联导线另一端连接生物信号采集处理系统通道2上，记录心电图。选取QRS波群振幅较为高大者，作为实验观察导联。

(2)连通动作电位引导系统：悬挂在微电极推进器长臂上的玻璃微电极，经银丝电极

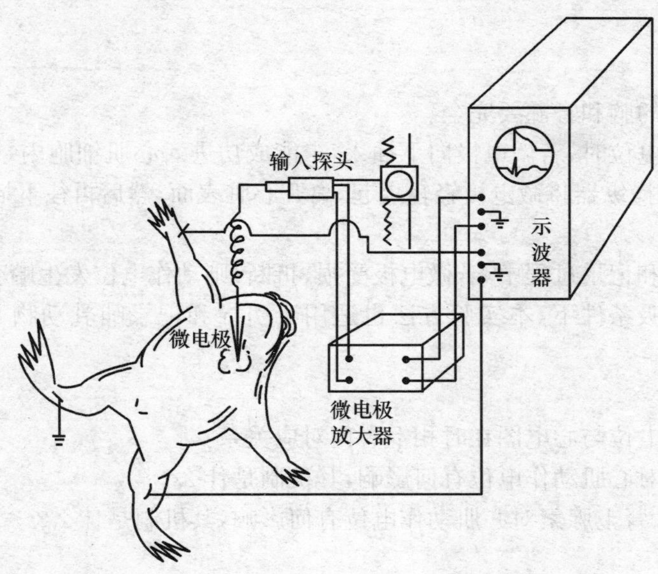

图 2-12　蟾蜍心室肌细胞动作电位和心电图同步记录示意图

与生物信号采集处理系统通道 1 相连。

4. 选定实验，记录蛙心正常心肌细胞动作电位与心电图

(1)打开计算机，启动生物信号采集处理系统，点击菜单“实验/实验项目”，按计算机提示进入“心肌细胞动作电位与心电图的同步记录”的实验项目。调节好零电位线和电位平衡。

(2)调节微电极推进器使微电极尖端接近心室肌，当微电极尖端接近心脏表面时，加快操纵器推进速度，并借助心脏向上搏动之力，即可将微电极插入心肌细胞内，显示器上的荧光点将迅速向下偏移，偏移幅值即为静息电位。随后，荧光屏上出现心室肌细胞动作电位。观察蟾蜍正常心肌动作电位曲线的 0、1、2、3、4 等各期的波形，计算心肌动作电位的频率；观察心肌动作电位曲线和心电图曲线在时间上的对应关系。

【实验观察项目】

1. 描记正常蟾蜍心肌细胞动作电位和心电图，作为基础对照。

2. 观察无机离子对蛙心正常收缩曲线的影响

(1)在蛙心上滴加 2%氯化钙溶液 1～2 滴，观察蟾蜍心肌细胞动作电位和心电图的改变。

(2)在蛙心上滴加 0.65%氯化钠溶液 1～2 滴，观察蟾蜍心肌细胞动作电位和心电图的改变。

(3)在蛙心上滴加 1%氯化钾溶液 1～2 滴，观察蟾蜍心肌细胞动作电位和心电图的改变。

3. 观察药物对蛙心正常收缩曲线的影响

(1)在离体蛙心上滴加 0.01%肾上腺素溶液 1～2 滴，观察蟾蜍心肌细胞动作电位和心电图的改变。

(2)在离体蛙心上滴加 0.01%乙酰胆碱溶液 1～2 滴，观察蟾蜍心肌细胞动作电位和心电图的改变。

【注意事项】

1. 破坏蟾蜍的脑和脊髓要完全。

2. 引导动作电位时，若微电极向下插入，未能成功进入心肌细胞内，即无动作电位产生，可通过微电极操纵器将微电极轻轻提起，离开心脏表面，然后再往下插，直至动作电位出现。

3. 电极穿插和记录过程中，若微电极受损、折断，则动作电位发生畸变，应更换电极。

4. 在人工呼吸条件下，本实验方法也适用于引导和记录哺乳动物心肌细胞动作电位。

【思考题】

1. 心肌动作电位与心电图在时相上有何对应关系？

2. 钙、钠、钾对心肌动作电位有何影响，其机制是什么？

3. 乙酰胆碱、肾上腺素对心肌动作电位有何影响，其机制是什么？

（张　胜、李国彰）

实验 17　容积导体实验

【实验目的】

熟悉容积导体的概念，通过应用容积导体模型来测量一对偶极子（电偶）所产生的电场变化，从而有助于了解体外引导器官和组织电活动的一些基本规律。

【实验原理】

人体是一个**容积导体（volume conductor）**，即具有长、宽、厚三维空间的导电体。心脏即是处于体液所构成的容积导体之中，心脏每次激动所产生的生物电变化，在每一瞬间产生的电偶，可通过心脏周围的组织和体液传布到全身，使身体各部位也都发生有规律的电变化，放置于体表的探查电极与心脏的相对位置不同，使记录的心电变化的波形方向和振幅大小也有所不同。这是由电偶-心电向量决定的。电偶是由一对强弱相等的正负电荷所组成，容积导体内任何一点受电偶的影响，取决于 3 种因素：①电偶本身电压的强度；②电偶相隔的距离；③该点与电偶所构成的角度。从而由每一瞬间电偶所形成的瞬间向量，即包括心电动势的方向和大小。

综上可见，探查电极面对心电向量箭头时，则记录的心电变化为正，波形向上；相反，探查电极面对心电向量箭尾时，则记录的心电变化为负，波形向下。探查电极与电偶相隔的距离越近，则记录的心电波形振幅则越大，反之亦然。

【实验对象】

蟾蜍

【实验器材与药品】

心电图机，蛙类手术器械，张力换能器，蛙板，蛙钉，玻璃平皿，鳄鱼夹，酒精棉球，导电膏（或生理盐水棉球），任氏液。

【实验方法与步骤】

1. 实验准备

(1)蛙心标本制备:取蟾蜍,毁坏脑和脊髓,仰卧位固定在蛙板上。从剑突下将胸部皮肤向上剪开,再剪掉胸骨,打开心包,暴露心脏。在动脉干下,穿两条线,一条线在动脉干上打虚结,另一条线作结扎腔静脉用。

(2)将针灸针电极刺入蟾蜍四肢皮下,再按心电图记录的标准连接方式,将连有心电导联线的鳄鱼夹与四肢针灸针电极相连。

(3)向玻璃平皿注入任氏液,在玻璃平皿壁上安置4只夹壁电极。

2. 连接实验仪器装置　将心电导联线经生物电放大器与生物信号采集处理系统。若采用心电图机,则心电导联线直接与心电图机相连,调好速度、标准电压、抗干扰。

3. 选定实验,记录蛙心正常收缩曲线　打开计算机,启动生物信号采集处理系统,点击菜单"实验/实验项目",按计算机提示进入"容积导体实验"的实验项目。按表2-7进行本实验参数设置。

表2-7　Medlab系统实验参数设置

采　样	参　数
显示方式	记录仪
采样间隔	2ms
采样通道	1(AC)
处理名称	心电
放大倍数	100
X轴压缩比	5∶1
Y轴压缩比	16∶1

【实验观察项目】

1. 蟾蜍标准导联(Ⅰ导联、Ⅱ导联、Ⅲ导联)心电图描记,波形稳定后,连续描记标准Ⅱ导联心电图作为对照基础。

2. 将引导电极随意放置于蟾蜍身体其他位置,观察是否能够记录到心电图?其波形有何改变。

3. 结扎蟾蜍主动脉,并在舒张期结扎腔静脉,随后将心脏摘除,放入盛有任氏液的玻璃平皿中。与此同时,将原连接蟾蜍的心电导联线与玻璃平皿壁上的夹壁电极相连。观察是否能够记录到心电图?任意改变心脏玻璃平皿的位置,观察其心电图波形有何改变。

4. 将玻璃平皿中的心脏放回蟾蜍胸腔中原来的位置,观察心电图。任意改变心脏在蟾蜍胸腔中的位置(如心尖向上或向右),观察其心电图波形有何改变。

【注意事项】

仪器接地良好是保证实验顺利进行的关键。

【思考题】

1. 为何将心脏放入盛有任氏液的玻璃平皿中,仍可记录到心电图?

2. 改变蟾蜍心脏的位置,心电图波形有何改变,为什么?

(李国彰)

实验18 人体体表心电图记录

【实验目的】

学习人体体表心电图的记录方法，掌握正常人体体表心电图的基本波形及其生理意义；熟悉人体体表心电图的导联；了解体表心电图波形的测量与分析的基本方法。

【实验原理】

每个心动周期中，由窦房结发出的一次兴奋，按一定的途径和时程，依次传向心房和心室，引起整个心脏的兴奋。将引导电极安置在人体的体表，所记录到的心脏综合电位变化的波形，称为体表心电图。人体体表心电图反映的是一次心动周期中整个心脏的生物电变化，因此，心电图上每一瞬间的电位数值，都是很多心肌细胞电活动的综合效应在体表的反映。应强调，心电图只反映心脏兴奋的产生、传导和恢复过程中的生物电变化，而与心脏的机械舒缩活动无直接关系。

【实验器材与药品】

心电图机，体检床，酒精棉球，导电膏(或生理盐水棉球)，分规。

【实验方法与步骤】

心电图描记

1. 准备工作 顺序如下：①连接心电图机的线路，即电源线-心电图机-导联线。②接通电源使心电图机预热5min。③嘱受试者平卧于体检床上，务使精神和全身肌肉充分放松，静卧5min。④安放电极。首先在电极安放处以酒精棉球擦拭消毒，待挥发干燥后，于局部涂抹导电膏(或生理盐水棉球)，以增加导电性能。随后按照以下方式安放和连接电极导联(线)。

肢体导联的探查电极的导联线连接方式是：左上肢(黄色电极导联线)，右上肢(红色电极导联线)，左下肢(绿色电极导联线)，右下肢(黑色电极导联线)。胸部导联的探查电极为六个，其安置部位如图2-13所示。

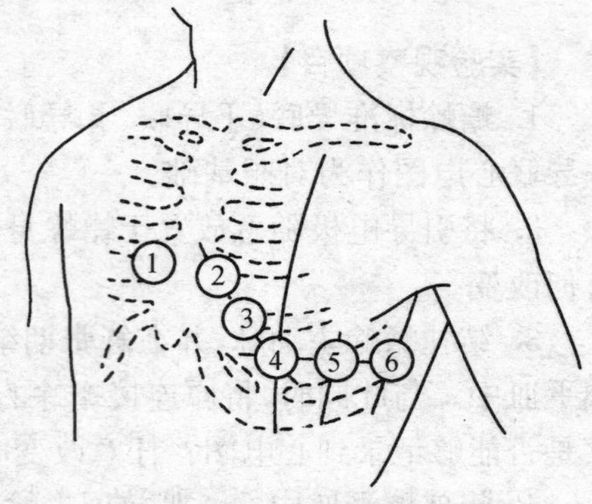

图2-13 胸导联测量电极放置部位示意图

V_1：探查电极安放在胸骨右缘第四肋间。

V_2：探查电极安放在胸骨左缘第四肋间。

V_3：探查电极安放在V_2和V_4连线的中点。

V_4：探查电极安放在左锁骨中线与第五肋间相交处。

V_5：探查电极安放在从V_4所作的水平线与左腋前线相交处。

V_6：探查电极安放在从V_4所作的水平线与左腋中线相交处。

2. 心电图描记 ①定标：心电图记录纸上有横线和纵线划出长和宽均为1mm的小方格。记录心电图时，首先调节仪器放大倍数，使输入1mV电压信号时，描笔在纵向上产生10mm偏移，即纵线上每一小格相当于0.1mV的电位差。横向小格表示时间，每一小格相当于0.04s(即走纸速度为25mm/s)。②检测：依照导联顺序(Ⅰ、Ⅱ、Ⅲ、aVR、aVL、aVF、V_1、V_2、V_3、V_4、V_5、V_6)按压心电图机上的按钮(或按键)，便可在记录纸上记录出 12 导联的心电图。各导联在波形上有所不同，但基本上都包括一个 P 波，一个 QRS 波群和一个 T 波，有时在 T 波后，还出现一个小的 U 波。通常每一导联至少要记录 3 组稳定的 P-QRS-T-U 波形(图 2-14)。

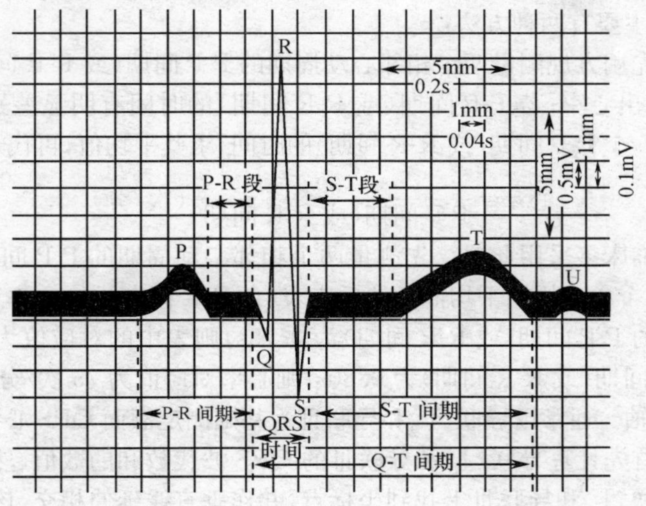

图 2-14　正常人典型心电图

【实验观察项目】

1. 观察心电图波形，用方规测量出心电图各波的电位数值和间隔的时间。通常正常典型心电图的波形及特点如下：

(1)P 波：P 波波形小而圆钝，历时 0.08～0.11s，波幅不超过 0.25mV。

(2)P-R 间期(或 P-Q 间期)：是指从 P 波起点到 QRS 波起点之间的时程，为 0.12～0.20s。

(3)QRS 波群：典型的 QRS 波群，包括三个紧密相连的电位波动：第一个向下的波为 Q 波，以后是高而尖峭的向上的 R 波，最后是一个向下的 S 波。但在不同导联中，这三个波不一定都出现，而且各波形状和波幅在不同导联中变化较大。正常 QRS 波群历时 0.06～0.10s。

(4)ST 段：从 QRS 波群终了到 T 波起点之间的与基线平齐的线段。

(5)T 波：通常 T 波的方向与 QRS 波群的主波方向相同。波幅一般为 0.1～0.8mV，在 R 波较高的导联中 T 波波幅不应低于同导联 R 波波幅的 1/10。T 波历时 0.05～0.25s。

(6)Q-T 间期：是指从 QRS 波群的起点到 T 波终点的时间，Q-T 间期的长短与心率有依从性关系，心率越快，Q-T 间期越短。

(7)U 波：是 T 波后 0.02～0.04s 出现一个低而宽的波；U 波方向一般与 T 波方向一致，波宽约 0.1～0.38s，波幅大多在 0.05mV 以下。

2. 确定主导心律　根据心电图波形特征可确定主导心律。正常情况下，心脏的节律性兴奋是由窦房结引起，即窦性心律。判定窦性心律的心电图特征是：

(1)窦性 P 波：正常窦性 P 波，除波形为锥形，顶端圆钝光滑等条件外，标准Ⅱ导的 P 波($P_{Ⅱ}$)直立(波形向上)，aVR 导联的 P 波(P_{aVR})倒置(波形向下)。

(2)固定而正常的 P-R 间期：正常的 P-R 间期固定在 0.12s～0.20s 之间。

(3)P-P 间期固定：正常窦性心律时，P-P 间期可有轻度不规则，但 P-P 间期之间的差别不应超过0.12s。

(4)频率:正常窦性心律的频率为60～100次/分之间,大于100次/分,称为窦性心动过速,而小于60～100次/分,称为窦性心动过缓。

3. 测定心率主要有两种方法:

(1)计算法:先用方规测量两个相邻心动周期的P-P间期(或R-R间期)的时间,然后代入下式计算,求出心率;若P-P间期(或R-R间期)的时间有明显差别(如窦性心律不齐),需连续量取5个P-P间期(或R-R间期)的时间,求其平均值,再代入下式:

$$心率=\frac{60}{\text{P-P间期(或R-R间期)}}(次/分)$$

(2)查表法:临床多采用此法。先测量两个相邻心动周期的P-P间期(或R-R间期)的时间(或计算5个心动周期平均值),然后查表(自R-R间期推算心率表)即可简便得知心率。例如测量的P-P间期(或R-R间期)为0.75s,则表中的对应值为80,即心率为80次/分;反之,P-P间期(或R-R间期)为0.80s,则心率对应值为75次/分。

4. 测定心电轴 通常以导联Ⅰ和导联Ⅲ为基础测定额面QRS心电轴,这是最为常见的测定方法。首先计算导联Ⅰ和导联Ⅲ的QRS波代数和的数值,然后将此值分别在心电轴图上的导联Ⅰ和导联Ⅲ上找到坐标点,并作垂直线延伸相交,该相交点与轴心的原点的连线,进一步延伸至心电轴图圆形上的交点即为心电轴的度数(图2-15)。心电轴图的判定标准是自赤道线的右侧端点为0°,自此顺时针运转为正,0°～+90°为心电轴正常范围,超过+90°为心电轴右偏;自0°逆时针运转为负,为心电轴左偏,通常－30°以上为心电轴不正常。

【注意事项】

心电图上有时会出现并非是心脏电激动所引起的改变,即伪差。伪差将直接影响心电图的分析与测量的准确性,因此,必须设法消除伪差,这是成功描记和检测心电图的关键。

1. 消除交流电干扰 导线(特别是地线)接触不良,电极安放不牢,或附近有较大的用电设施(大型变压器、X线机等)是导致交流干扰的常见原因。因此在进行心电图检测之前,应注意远离交流电器设备,接好地线、安放好电极。否则,会在心电图上出现纤细而规则的波形——交流50周干扰。

2. 受试者骨骼肌颤抖可导致心电图出现杂乱而不规则的毛刺状小波,肌颤产生的主要原因是室温过低和精神紧张。因此,心电图检测的环境温度应保持在20℃以上,并嘱受试者身体和精神充分放松。

3. 呼吸不稳所致的心电图基线不稳 呼吸不稳(呼吸频率过快和深度过大)可导致基线漂移。影响心电图检测(特别是ST段)的准确性。对于精神紧张所致的呼吸不稳,可嘱受试者暂时屏住呼吸。

【思考题】

1. 窦性心律的心电图特征是什么?

2. 如何通过心电图测定心率。

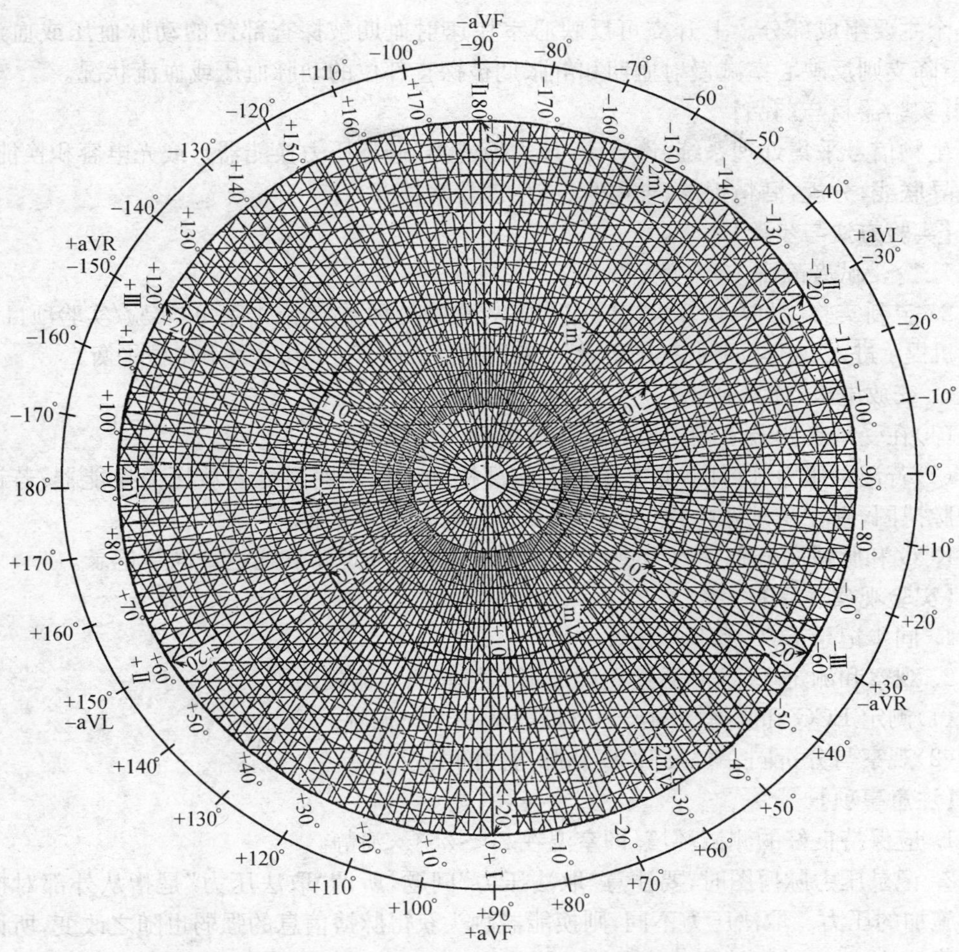

图 2-15 额面平均心电轴示意图

(引自黄宛主编.临床心电图学.北京:人民卫生出版社,2001)

(李国彰)

实验 19 人体动脉脉搏图和体表心电图同步记录

【实验目的】

学习人体动脉脉搏图的记录方法,熟悉正常人体动脉脉搏图的基本波形及其生理意义。

【实验原理】

在每一心动周期中,随着心脏的收缩和舒张,动脉血压发生周期性波动。这种周期性的压力变化可引起动脉血管产生搏动称为动脉脉搏,一般在身体的浅表动脉均可触摸到(如颞浅动脉、桡动脉、足背动脉)。

用脉搏描记仪可以记录浅表动脉的脉搏波形,称为**脉搏图(sphygmogram)**。采用压力换能器所获取的动脉血管压力波动图形为压力脉搏图;采用光电容积换能器所获取的动脉血管内血流容积变化图形为容积脉搏图。动脉脉搏图的波形可分为上升支和下降支等 2 个主要组成部分。上升支可反映心室快速射血期被探查部位的动脉血压或血流状况；下降支则反映心室减慢射血期和舒张期被探查部位的动脉血压或血流状况。

【实验器材与药品】

生物信号采集处理系统，诊查床，压力换能器(硅杯压力换能器)，或光电容积换能器，心电导联线，分规，酒精棉球，导电膏(或生理盐水棉球)。

【实验方法与步骤】

1. 令受试者静卧 10 分钟。

2. 定制实验　打开计算机，启动生物信号采集处理系统，点击菜单"实验/实验项目"，按计算机提示进入"人体动脉脉搏图记录"的实验项目。调节好零电位线和电位平衡。

3. 安放电极、连接系统

(1)在受试者四肢末端安放心电导联电极及导联线；

(2)若记录压力脉搏图，则在受试者腕部桡动脉搏动明显处安放压力换能器；若记录容积脉搏图，则在受试者中指(或食指)安放光电容积换能器。

ECG 和脉搏图分别接入生物信号采集处理系统通道 1 和通道 2 同步记录。

【实验观察项目】

1. 同步记录 ECG 和脉搏图。

2. 观察和测定 ECG 和脉搏图的波形特征间期与振幅。

(1)测定 ECG 和脉搏图的波形各波段的间期与振幅。

(2)观察与分析同一时段 ECG 和脉搏图的关系。

【注意事项】

1. 应保持良好的测试环境，即室温在 20～25℃，清静。

2. 记录压力脉搏图时，要注意"取法压力"问题，所谓"取法压力"是指从外部对换能器所施加的压力。取法压力不同，则换能器触头获得脉搏信息的强弱也随之改变，所记录的脉搏图的波幅，甚至波形将会发生改变。通常采用"最适取法"，即是指在各种取法压力测定下，获取脉搏图最大波幅时所采用的取法(压力)。

【思考题】

何谓"取法压力"和"最适取法"？

(李国彰)

实验 20　人体心脏听诊

【实验目的】

学习人体心脏听诊方法，掌握人体心脏听诊的步骤和内容；熟悉正常人体心音的特点及听取要领；了解心音听诊的意义。

【实验原理】

心动周期中，由于心肌收缩和舒张、瓣膜启闭、血流冲击心室壁和大动脉壁，及形成湍流等因素引起的机械振动，通过周围组织传播到胸壁，如将耳紧贴胸壁或用听诊器置于胸壁一定部位，所听到的声音称为心音。

【实验器材】

听诊器，体检床。

【实验方法与步骤】

1. 熟悉听诊器的结构 1816 年法国医生兰尼克（Laënec）首先创造了木制单筒听诊器，1898 年 Bazzi-Bianchi 发明了双管听诊器。现代听诊器即为双管听诊器，系由胸件、管道和耳塞等三个器件组成。胸件是拾取心音的部分，一般分为膜式和钟式两种。膜式听诊器适用于听取高频振动的心音；钟式听诊器适用于听取低频振动的心音。使用时宜轻放，忌紧压皮肤，形成“皮肤膜”，以滤掉低频部分。管道是声音传导的路径，宜选取适当硬度的硅胶管，以提高心音的响亮度。听诊器总长度不宜过长，一般不超过 50cm，胶管长度不宜超过 30cm。耳塞是听诊器与外耳道相接触的部件，要求角度合适，佩带紧密而舒适。

2. 熟悉心脏听诊区 心脏瓣膜体表投影区的位置（解剖位置）与心脏听诊区的位置并不完全一致（图 2-16）。通常临床习用的心脏瓣膜最佳听诊区主要有五个：①左房室瓣听诊区（二尖瓣听诊区）位于左锁骨中线第五肋间交点内侧；②右房室瓣听诊区（三尖瓣听诊区）：位于胸骨下部第四、五肋间或胸骨右缘区；③肺动脉瓣听诊区：位于第二肋间隙胸骨左缘；④主动脉瓣听诊区：位于第二肋间隙胸骨右缘；⑤第二主动脉瓣听诊区：位于第三肋间隙胸骨左缘。

3. 掌握心音的组成及特点

（1）第一心音：发生在收缩期之初，标志着心室收缩的开始。其特点是：音调较低，音频为 40～60Hz，持续时间较长，历时约 0.14 秒。第一心音形成的原因包括心室肌的收缩、房室瓣突然关闭以及随后射血入动脉等引起的振动。第一心音听诊的最佳部位在左房室瓣听诊区和右房室瓣听诊区。图 2-16 标示出心脏各瓣膜位置投影及其听诊区。

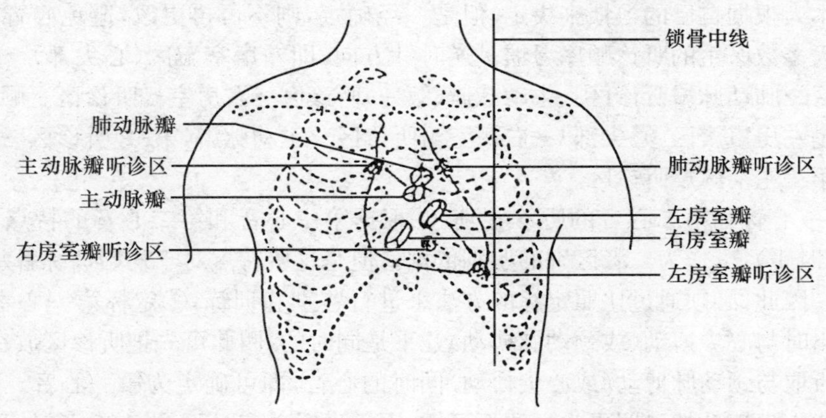

图 2-16 心脏各瓣膜位置投影及其听诊区

在心音图上，第一心音包括 4 个成分：①低频低幅的振动波，由心肌收缩所引起；②高频高幅的振动波，由左房室瓣关闭和左侧房室血流突然中断所致；③高频高幅的振动波，由右房室瓣关闭和右侧房室血流中断而引起；④低频低幅的振动波，由心室射血引起大血管扩张及产生的湍流而引发。

（2）第二心音：发生在舒张期之初，标志着舒张期的开始。第二心音形成原因是动脉瓣关闭,大动脉中血流减速和室内压迅速下降而引起的振动。第二心音的最佳听诊部位是主、肺动脉瓣听诊区。其特点是:音调较高,频率为 50～100Hz,持续时间较短,历时约 0.08 秒。

(3)第三心音:发生在快速充盈期末,可能由于心室快速充盈末血流速度突然减慢引起室壁和瓣膜发生振动而产生。在某些健康儿童和青年人有时可听到第三心音。特别是运动或平卧位时,静脉回心血量增加,较易听到。第三心音听诊最响亮的部位在心尖部的右上部。

(4)第四心音:发生在心房收缩之后和心室收缩之前,故也称心房音。在异常有力的心房收缩和左室壁变硬的情况下,心房收缩使心室充盈的血量增加,心室进一步扩张,引起左室肌及二尖瓣和血液的振动,则可产生第四心音。

4. 听取心音的训练　熟悉和掌握心音的听取需要一个较为长期的训练,并非一朝一夕之所为。但是在生理学实验课上,应在带教老师的指导下,掌握听取心音的方法和要领,为课后的自我训练奠定正确的方法学基础,可以达到事半功倍的效果。通常,初始的心脏听诊训练包括以下几个方面:

(1)克服胸壁听诊的多种声音的交互掩盖作用:在大的声强环境中,听觉器官不能立即感知和辨别出其他较弱的声音这种现象称为声音的掩盖。初始训练者所遇到的第一个障碍就是克服胸壁听诊的多种声音的交互掩盖作用,一般经过反复地专注听取胸壁某一种声音的训练,很快就可以成功克服声音的交互掩盖作用,可以达到欲听取心音则只听心音,而呼吸音和胸壁的其他夹杂音被忽略掉,实际上是对呼吸音发生了适应现象。

(2)心前区各心音听诊区听诊顺序的训练:这种训练看似简单或无所谓,但是掌握正确有序的心脏听诊习惯,使日后临床的听诊不致遗漏某一听诊区,这是娴熟的听诊技术的第一基础。心前区各心音听诊区听诊顺序,可以是顺时针方向,也可是逆时针方向这完全由医学生本人根据自己的习惯来决定,但是一经确定,则不可再更改,避免心音听诊区听诊失序。大多数医生的听诊顺序习惯是逆时针方向,即左房室瓣区(心尖部)→第二主动脉瓣听诊区→肺动脉瓣听诊区→主动脉瓣(第一)听诊区→右房室瓣听诊区。顺时针方向听诊顺序是左房室瓣区(心尖部)→右房室瓣听诊区→主动脉瓣(第一)听诊区→肺动脉瓣听诊区→第二主动脉瓣听诊区。

(3)第一心音和第二心音的听诊鉴别:①根据第一心音和第二心音的特点(强度、音调、时限和时距),可作为二者区别的鉴别依据。但是这些特点对于初始训练者掌握起来,绝非易事。因此,必须通过比照定标的方法来进行鉴别和训练:①定标第一心音:由于第一心音发出时与心尖搏动(或颈动脉搏动)几乎是同时的,因此可先把听诊区放在心尖部,然后静心听取与颈动脉搏动(或心尖搏动)同时的心音,即可确定为第一心音。其中以颈动脉搏动比心尖搏动的对照更为方便而可靠,因心尖搏动有时不易扪知。②寸移法:在心尖部确定第一心音后,要对照理论上第一心音的特点,反复体会其持续时间长短和音调高低,然后将听诊器渐渐地一步步地移向心底部,体会、分析和判定第二心音的特点。

5. 心音听诊的意义　通过心音听诊可明确第一心音和第二心音,这是界定收缩期与舒张期的基础。从第一心音开始到第二心音开始这段时期即代表收缩期,而从第二心音开始到下次第一心音开始这段期间即代表舒张期。明确了收缩期与舒张期,方可确定杂音出现的心动周期时间(收缩期、舒张期)和杂音最响亮的瓣膜听诊区,即可判断病变的瓣膜及性质，对诊断心脏瓣膜疾病具有重要的意义。例如，在心尖部(即左房室瓣-二尖瓣听诊区)听到舒张期隆隆样杂音，结合病史和有关临床资料则可考虑为二尖瓣狭窄。因此，准确的心音听取，是临床医生进行物理诊断的基本功，医学生应在准确听取第一心音和第二心音方面下工夫。

【注意事项】

1. 使受试者采取仰卧位，检查者站在诊查床的右侧。也可采取坐位。

2. 避免"人为音响"的干扰，听诊器的胸件应和胸壁皮肤紧贴，中间不得有任何物体(如衣服)相隔，胶管不得与任何物品和身体接触和碰撞。

3. 尽可能避免外界环境噪音的干扰，测试的室内环境务必保持安静。一般较安静的房间噪音水平在 30 分贝(dB)左右。

4. 心脏听诊应在温暖的环境下进行，并且避免过凉的听诊器接触胸壁。冬天听诊，医生应习惯地将胸件用手温暖后，再行听诊，可避免因寒冷刺激引起肌肉收缩，影响听诊效果。

【思考题】

心脏听诊如何鉴别第一心音和第二心音?

(李国彰)

实验 21 人体动脉血压测定

【实验目的】

学习人体动脉血压测定方法和原理，熟悉血压计的结构和工作原理，掌握人体动脉血压测定的正确方法，并能准确地测取人体肱动脉的收缩压和舒张压。

【实验原理】

动脉血压是指血液对动脉管壁的侧压力。在一个心动周期中，动脉血压随着心室的收缩和舒张而发生规律性波动，产生收缩压和舒张压。血液在血管内流动时没有声音，若在血管外施加压力使血管塌陷，复通时血流将通过相对较窄的管腔，形成涡流，从而产生血管音。本测定方法就是采用最常用的动脉血压测定法——袖带法，即通过血压计的袖带充气以对动脉施加外压，根据血管音的变化测定动脉血压。

【实验器材】

血压表，听诊器。

【实验方法与步骤】

1. 熟悉血压计的结构　血压计包括三个部分，即袖带、加压(橡皮)球和检压计(图 2-17)。后者有水银检压计和表头式检压计两种。水银检压计的主要结构是一连通水银槽的玻璃管，其两侧分别附有 mmHg 和 kPa 的刻度标准。测定动脉血压时，是以血压与大气压作比较，用血压高于大气压的数值表示血压高度，国际标准计量单位为 kPa，但在生理学和医学中，仍习惯上用 mmHg 作为血压的计量单位(1mmHg＝0.133kPa)，因此，目前临床上使用的动脉血压测量计采用两种单位共列的方式。检查水银检压计是否准确，主要看袖带内与大气相通时，水银柱液面是否在零刻度，若不在零刻度，可用滴管加入（或减少）水银贮池内的水银，使之达到零刻度。表头式检压计是以压力推动指针在表盘上运转。表式血压计便于携带，但容易失灵，因而需定时用水银检压计校正。

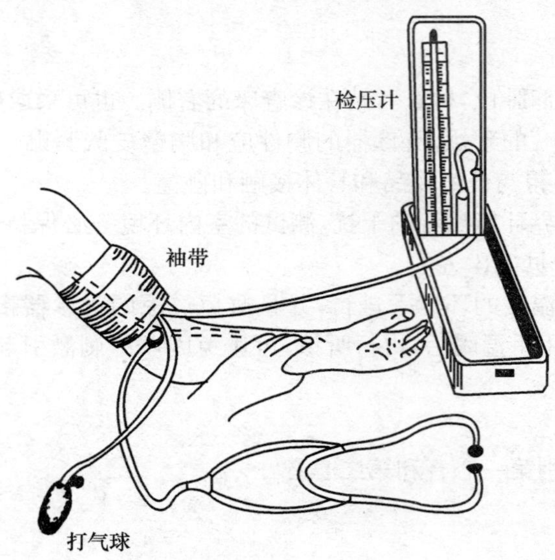

图 2-17 人体动脉血压测量方法示意图

2. 动脉血压测量程序　将血压计的袖带展平，排出余气。测量动脉血压有坐姿和卧姿两种。若以坐姿测量，则使受试者右臂伸出，前臂平伸于桌上，并使上臂中段与心脏在同一水平，将袖带缠缚于肘窝上方。旋开血压计下方旋钮导通水银槽与玻璃管的通路，观察水银液面应位于零刻度处。测试者佩带好听诊器，在肘窝处触及肱动脉后，以左手将听诊器头轻压在袖带下方肱动脉上。以右手握住加压球并旋紧螺旋阀。随后即可测量受试者的收缩压和舒张压。

【实验观察项目】

1. 测定收缩压　连续挤压橡皮球，向袖带充气使水银柱缓慢上升，以达稍高于收缩压（预估）水平位置（但应以听不到声音为度）为止；继而缓慢放气使水银柱缓慢下降，当听到第一声“咚”的声音时，水银检压计的数值即为收缩压。

2. 测定舒张压　继续缓慢放气，随着放气能听到连续而有节奏的声音，当声音突然由强变弱甚至消失时，水银检压计的数值即为舒张压。

【注意事项】

1. 先令受试者静坐 10～15 分钟。

2. 动脉血压测定应在温暖而非常安静的环境下进行。寒冷时会导致机体的小血管反射性收缩使动脉血压向上浮动，从而影响动脉血压测定的准确度。环境嘈杂会影响动脉血压测定的准确性。

3. 袖带缚于肘横线之上 2～3cm 处，卷缠松紧度适宜，以能插入两个手指为宜。

4. 测量时，袖带放气应以匀齐的速率缓慢进行，否则，第一声和突变声都听不准确，将影响测定的准确度。

5. 动脉血压测定可连续测定 2 次,但必须间隔 3～5 分钟。

6. 测定完毕必须作好善后工作,包括:①将袖带内的气体放净;②旋紧橡皮球的螺旋阀;③关闭血压计下方旋钮;④将袖带和橡皮球缠好放入血压计铁盒内,并关闭铁盒开关。

【思考题】

准确测定动脉血压的要领是什么?

(李国彰)

实验 22 希氏束电图的记录

【实验目的】

学习希氏束电图检测方法。

【实验原理】

希氏束电图是采用心导管电极,经静脉插入到右心房和右心室,在希氏束邻近部位所记录到的希氏束及其附近的电位活动。希氏束电图波形主要有三个部分,即 A 波(心房电位)、H 波(希氏束电位)和 V 波(心室电位)。A 波是由心房去极化过程产生的,而 V 波是由心室去极化过程产生的。因此,A 波和 V 波分别与体表心电图的 P 波和 QRS 波群相对应,而 H 波代表希氏束的去极化过程,为一快速的二相和三相波形,出现在对应体表心电图 P-R 间期的后 1/3。在同步记录体表心电图的条件下,希氏束电图的检测主要在于分析以下三个间期时间的变化,并不注重波形的分析。

希氏束电图能够较为精确地反映心脏特殊传导系统的功能活动状态,并能对窦房结至房室束之间的传导障碍作出明确的定位诊断。但是,在普通心电图中,希氏束及其附近的电位活动相当于 P-R 段中,由于其电动势太小,无法引导出。因此,希氏束电图显示出其重要性和优越性。

【实验对象】

家兔

【实验器材与药品】

1. 实验器材　生物信号采集处理系统,兔手术台,哺乳动物手术器械 1 套,动脉夹,2 极心导管电极,支架,手术灯,三通管,注射器(1ml、20ml 各 1 只),烧杯,纱布,丝线。

2. 实验药品　20%氨基甲酸乙酯溶液,0.01%肾上腺素溶液,0.01%去甲肾上腺素溶液,3%盐酸普萘洛尔注射液,0.5%肝素的生理盐水。

【实验方法与步骤】

1. 定制实验

(1)打开计算机,启动生物信号采集处理系统,点击菜单“实验/实验项目”,按计算机提示逐步进入“同步记录体表心电图和希氏束电图”的实验项目。

(2)仪器调试:生物信号采集处理系统调零、定标、调定采样参数,通道 1 记录心电图,放大倍数 1∶1000,时间常数 1s,高频滤波 100Hz,总增益 0.5mV/cm;通道 2 记录希氏束电图,放大倍数 1∶1000,时间常数 1ms,高频滤波 300Hz,总增益 0.1mV/cm。

2. 安置电极,记录体表心电图

(1)麻醉和固定:由兔耳缘静脉注射20%氨基甲酸乙酯1g/kg体重(5ml/kg),待动物麻醉后,取仰卧位固定于兔台上。

(2)在家兔四肢末端安置针灸针电极,接心电图导联线接通生物信号采集处理系统通道1,描记心电图。

3. 入心导管电极(颈总动脉插管法)记录希氏束电图

行颈总动脉插管术(方法见第一章第五节),游离出颈总动脉3~4cm,在其下穿2根线,其中1根在近头端处结扎;另1根预做固定心导管用。用动脉夹在尽可能靠近心脏端处夹闭颈总动脉。用眼科剪刀在结扎处下方约0.5cm处剪一向心脏方向的"V"形切口,以备插心导管。用眼科镊伸入切口并张开,将涂有肝素的2极心导管电极插入切口,放开动脉夹,随即用左手拇指和食指捏住动脉和插在其中的心导管,使血液不致流出。右手缓慢推送2极心导管电极沿颈总动脉进入主动脉。当心导管送入15cm时,即到达主动脉根部,再插,即可感到有阻力,并明显感到有心脏的搏动,再将心导管电极向后退0.2~0.5cm,此时若显示出希氏束电图变化,则立即用备用线将心导管连同颈总动脉一起扎紧,以防脱落,并将心导管固定于邻旁的组织上。

【实验观察项目】

1. 同步观察和记录体表心电图和希氏束电图。

2. 观察希氏束电图波形特点,测量希氏束电图各间期(图2-18)。

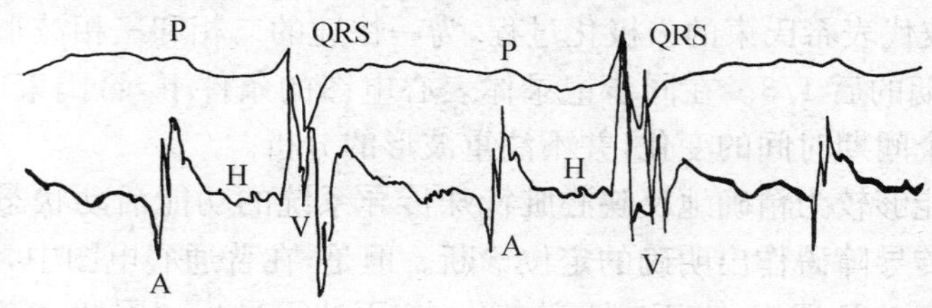

图2-18　心电图和希氏束电图同步记录示意图

(1)A-H间期:从A波开始到H波开始的时间,这段时间大致相当于兴奋从心房下部到达希氏束近端的传导时间,主要反映兴奋在房室交界区的传导时程。

(2)H-V间期:从H波起点至V波起点的时间,这段时间大致相当于兴奋从希氏束到达心室肌的传导时间,主要反映兴奋在希氏束,左、右束支和浦肯野纤维网的传导时程。

另外,体表心电图和希氏束电图同步记录时,从体表心电图P波起点至希氏束电图A波起点之间的时间为P-A间期,这段时间大致相当于兴奋在右心房内的传导时间。

3. 经家兔耳缘静脉注射0.01%去甲肾上腺素溶液0.3ml,观察并记录家兔希氏束电图各间期的变化。

4. 经家兔耳缘静脉注射3%盐酸普萘洛尔注射液0.3ml,观察并记录家兔希氏束电图各间期的变化。

【注意事项】

注意仪器接地和动物接地必须可靠,以尽可能避免干扰。

【思考题】

1. 希氏束电图和体表心电图有何区别,各有何优缺点?

2. 希氏束电图各间期检测有何实际意义？

3. 去甲肾上腺素、普萘洛尔对希氏束电图有何影响，其机制是什么？

（李国彰）

实验 23　人体左心室功能的无创性测定

【实验目的】

学习人体左心室功能的无创性测定方法，熟悉人体左心室功能的无创性测定指标。

【实验原理】

采用心电机械图检测人体心室功能，是一种简便、易行、无创性的检测手段。心电机械图是心电图和**心机械图（mechanic cadiogram，MCG）**的合称。而心机械图是指与心脏机械活动有关的可在体表描记出的低频机械振动曲线，如心尖搏动图、心音图、颈动脉搏动图等。通过心电机械图多种图形的同步描记，可较准确地分析出在一个心动周期中，心室收缩-射血和舒张-充盈各个时期的功能状态（包括时间、速率等）。

【实验器材与药品】

生物信号采集处理系统，诊查床，心音换能器，压电晶体换能器，心电导联线，分规，酒精棉球，导电膏（或生理盐水棉球）。

【实验方法与步骤】

1. 令受试者静卧 10 分钟。

2. 定制实验　打开计算机，启动生物信号采集处理系统，点击菜单"实验/实验项目"，按计算机提示进入"人体左心室功能的无创性测定"的实验项目。调节好零电位线和电位平衡。

3. 安放电极、连接系统

(1)在受试者四肢末端安放心电导联电极及导联线；

(2)在颈部颈动脉搏动明显处安放压电晶体换能器；

(3)在左侧锁骨中线与第 3、4 肋间处安放心音换能器；

(4)在心尖搏动最明显处安放压电晶体换能器。

以上 4 项分别接入生物信号采集处理系统通道 1～4，同步记录 CPT（颈动脉搏动图）、PCG（心音图）、ECG（心电图）、ACG（心尖搏动图）（图 2-19）。

【实验观察项目】

1. 记录正常心电机械图　使受试者安静、放松肌肉，尽量避免做吞咽动作，并使其进行呼气-屏气练习（即呼气后屏气一段时间），这样有利于作出较为稳定的图形。若在示波器上观察到较为满意的图形，则连续记录 10 个以上心动周期的 CPT、PCG、ECG、ACG。

2. 观察和测定心电机械图的间期与振幅

(1)CPT：主波升支为快速射血期（U 点为起点），降支进入减慢射血期，降中峡为（In 点）为心室舒张开始点。通常用 U-In 间期反映左室射血时间（LVET）。

(2)PCG：有四个波和五个标志点应重点观察。

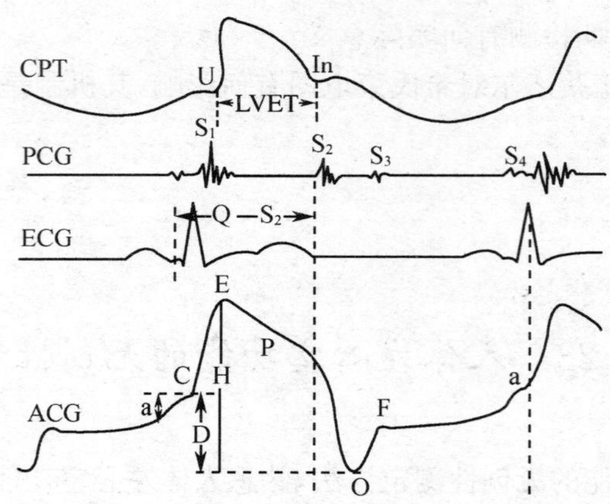

图 2-19 心电机械图同步记录示意图

(改编自沈文锦、徐成斌主编. 现代心功能学. 北京:人民军医出版社,2002)

1)四个波:①心房收缩波(a 波),在 ECG 的 P 波之后;②心室收缩波(SW),由 C 点经 E 点到 O 点的曲线;③快速充盈波(RFW),由 O 点到 F 点的曲线;④缓慢充盈波(SFW),由 F 点到下一个心动周期 a 波的曲线。

2)五个标志点:①C 点:为心室收缩起点;②E 点:为心室射血起点;③P 点:为快速射血期和减慢射血期的交接点;④O 点:为心室充盈起点;⑤F 点:为快速充盈期和减慢充盈期的交接点。

3. 通过心电机械图测定心脏收缩间期(STI)来判断左室收缩功能

(1)总电机械收缩时间(TIMS):是指从心室开始兴奋到机械收缩结束的时间,即从 ECG 的 QRS 波群起始点到 PCG 的 S_2 的时间($Q-S_2$)。

(2)左室射血时间(LVET):指从主动脉瓣开放到关闭的时间,即相当于 CPT 的 U-In 间期。LVET 长短反映心肌纤维缩短的程度(在整体条件下,以搏出量表示)和速度(整体条件下,以射血速度表示)。

(3)排血前期(PEP):是指从心室开始兴奋到主动脉瓣开放的时间。可从 ECG 的 QRS 波群起始点到 CPT 的 U 点时间(也可从 $Q-S_2$ 时间减去 LVET 求得),PEP 反映心室收缩速率和心室去极化速率。

(4)等容收缩时间(ICT):指从二尖瓣关闭到主动脉瓣开放之间(心室呈密闭状态)的时间,可从 PEP 减去 $Q-S_1$ 求得。ICT 是反映心室收缩(心室内压上升)速率的重要指标。

(5)PEP/ LVET,是评定心功能较为敏感的指标。

4. 通过心电机械图测定心脏舒张间期(DTI)来判断左室舒张功能

(1)等容舒张时间(IVRT):指从主动脉瓣关闭到二尖瓣开放之间(心室呈密闭状态)的时间,即从 PCG 的 S_2 最早的高频成分到 ACG 的 O 点距离。ICT 是反映心室舒张(心室内压下降)速率的指标。

(2)快速充盈时间(RFT):从 ACG 的 O 点到 F 点的时间(O-F),可反映左室早期主动舒张功能。

(3)减慢充盈时间(SFT):从 ACG 的 F 点到 a 波起始点的时间。

(4)早期舒张时间(EDT):从 PCG 的 S_2 最早的高频成分到 ACG 的 F 点距离,为 IVRT 和 RFT 时间之和,能较好地反映左室早期主动舒张功能。

(5)心房收缩时间(AST):即 ACG 上 a 波的宽度,可反映心房收缩的速率。

【注意事项】

1. 应保持良好的测试环境,即室温在 20～25℃,清静。

2. 应用高精度压力换能器对照研究后,发现 E 点和 O 点不能正确代表主动脉瓣和二尖瓣的开放点。因此,采用 CPT 法,即通过同步记录 CPT、PCG、ECG 以测定 STI 较为准确。而 ACG 法,即通过同步记录 ACG、PCG、ECG 以测定 DTI,也有其优点。

【思考题】

1. 通过心电机械图测定左室收缩功能的指标有哪些?

2. 通过心电机械图测定左室舒张功能的指标有哪些?

(李国彰)

实验 24　家兔左室内压的测定

【实验目的】

学习心导管插管技术,观察心动周期中,左室内压的规律性改变,并进一步观察作用于心血管药物对左室内压的影响。

【实验原理】

在一个心动周期中,随着心室规律性的收缩与舒张,**左室内压(left intraventricle pressure)**将发生规律性的升高与下降,导致左心房-左心室-主动脉压彼此之间的压力阶差发生改变,进而引起房室瓣和动脉瓣膜规律性的开放与关闭控制着血流的方向,导致左心室顺序发生充盈和射血。因此,左室内压(LVP)和左室内压变化速率(dp/dt)是反映心脏泵血功能的重要指标。

【实验器材与药品】

1. 实验器材　生物信号采集处理系统,兔手术台,哺乳动物手术器械 1 套,动脉夹,心导管,血压换能器,支架,手术灯,三通管,注射器(1ml、20ml 各 1 只),烧杯,纱布,丝线。

2. 实验药品　20%氨基甲酸乙酯溶液,0.01%肾上腺素溶液,0.01%去甲肾上腺素溶液,3%盐酸普萘洛尔注射液,0.5%肝素的生理盐水。

【实验方法与步骤】

1. 准备检压系统　将心导管和血压换能器相连,以 0.5%肝素的生理盐水充灌心导管和血压换能器,去除其中的气泡。将血压换能器连接生物信号采集处理系统。

2. 定制实验　打开计算机,启动生物信号采集处理系统,点击菜单“实验/实验项目”,按计算机提示进入“家兔左室内压测定”的实验项目。调节好零电位线和电位平衡。按表 2-8 进行本实验参数设置。

表 2-8 Medlab 系统实验参数设置

采 样	参 数
显示方式	记录仪
采样间隔	12ms
采样通道	1(DC)
处理名称	心室内压
放大倍数	100～200
X 轴压缩比	20∶1
Y 轴压缩比	4∶1

3. 手术操作

(1)麻醉和固定:由兔耳缘静脉注射 20%氨基甲酸乙酯 1g/kg 体重(5ml/kg),待动物麻醉后,取仰卧位固定于兔台上。

(2)插心导管:行颈总动脉插管术(方法见第一章),游离出颈总动脉 3～4cm,在其下穿 2 根线,其中 1 根在近头端处结扎;另 1 根用来固定心导管。用动脉夹在尽可能靠近心脏端处夹闭颈总动脉。用眼科剪刀在结扎处下方约 0.5cm 处剪一向心脏方向的"V"形切口,以备插心导管。测量从家兔心尖搏动最明显处至切口之间的距离,并将这段距离标记在心导管上,以作导管插入距离之参考。

将充满肝素的生理盐水心导管从切口向心脏方向插入颈总动脉,直至动脉夹处。将备用线打一松结,随即用左手拇指和食指捏住动脉和插在其中的心导管,右手缓慢放开动脉夹,若有血液从切口流出,则再将动脉夹夹住,同时把结扎线进一步扎紧,直至无血流出为止。

放开动脉夹,左手握住动脉,右手将心导管缓缓经动脉向前推进,随时观察心导管上的标记,以作为导管尖端距左心室的距离。当突感尖端进入空旷处时,即表示心导管已经进入心室。此时,显示器荧屏上应显示出波形变化,即压力波动。立即用备用线将心导管连同颈总动脉一起扎紧,以防脱落,并将心导管固定于邻旁的组织上。

【实验观察项目】

1. 选定采样参数,观察家兔心室压力变化曲线。

2. 注射肾上腺素　经家兔耳缘静脉注射 0.01%肾上腺素溶液 0.3ml,观察并记录家兔心室压力变化曲线。

3. 注射去甲肾上腺素　经家兔耳缘静脉注射 0.01%去甲肾上腺素溶液 0.3ml,观察并记录家兔心室压力变化曲线。

4. 注射普萘洛尔　经家兔耳缘静脉注射 3%盐酸普萘洛尔注射液 0.3ml,观察并记录家兔心室压力变化曲线。

【思考题】

1. 心室内压的改变与心室肌的舒缩有何关系？

2. 心室内压的改变与心室的充盈与射血有何关系？

（李国彰）

实验 25　家兔动脉血压的神经、体液调节

【实验目的】

学习家兔动脉血压的直接测量法，观察影响动脉血压的神经、体液因素，加深对动脉血压的神经、体液调节的认识。

【实验原理】

动脉血压是反映机体心脏和血管功能活动的综合指标，因此，临床上通过间接法测定动脉血压，以监测机体的心血管功能活动。动脉血压的稳态，依赖于神经和体液调节在内的极其复杂的整合调控，其中自动调控系统——反馈调节参与其中，如动脉血压的神经反射性调节（如降压反射）即可对短时间内发生的血压变化发挥迅速的调节作用。

【实验对象】

家兔

【实验器材与药品】

1. 实验器材　生物信号采集处理系统，血压换能器，电子刺激器，保护电极，兔手术台，哺乳动物手术器械1套，动脉夹，动脉导管，支架，手术灯，三通管，注射器（1ml、20ml各1只），烧杯，纱布，丝线。

2. 实验药品　20%氨基甲酸乙酯溶液，0.01%肾上腺素溶液，0.01%去甲肾上腺素溶液，3%盐酸普萘洛尔注射液，0.5%肝素的生理盐水。

【实验方法与步骤】

1. 定制实验　打开计算机，启动生物信号采集处理系统，点击菜单“实验/实验项目”，按计算机提示逐步进入“家兔动脉血压的神经、体液调节”的实验项目。生物信号采集处理系统调零、定标。按表2-9进行本实验参数设置。

表 2-9　Medlab 系统实验参数设置

采　样	参　数		刺　激	参　数
显示方式	记录仪		刺激方式	串刺激
采样间隔	1ms		时程	5s
X轴压缩比	20∶1		波宽	1 ms
采样通道	1	2	幅度	1V
DC/AC	DC	记录刺激标记	频率	30Hz
处理名称	血压	刺激标记		
放大倍数	100～200	5～50		
Y轴压缩比	4∶1	64∶1		

2. 准备检压系统　将动脉导管和血压换能器相连，以0.5%肝素的生理盐水充灌心导管和血压换能器，去除其中的气泡。将血压换能器和刺激电极分别与生物信号采集处理系统连接。

3. 手术操作　按第一章“哺乳类动物实验中手术的基本操作技术”的方法，对家兔进行以下手术操作：

(1)麻醉和固定；

(2)备皮、剪毛；

(3)颈动脉分离术；

(4)分离两侧迷走神经、交感神经、降压神经；

(5)颈总动脉插管术，将充满肝素的生理盐水的动脉导管从切口向心脏方向插入颈总动脉，直至动脉夹处。移去动脉夹，即可看到显示器荧屏上显示出波形变化，即压力波动。立即用备用线将动脉导管连同颈总动脉一起扎紧，并将动脉导管固定于邻旁的组织上，以防脱落。

【实验观察项目】

1. 观察并记录家兔动脉血压变化曲线，作为基本对照。家兔动脉血压变化曲线可见三级波动：

(1)动脉血压一级波(心脏搏动波)：即由心室收缩与舒张所引起的血压波动，与心搏的节律和频率一致。

(2)动脉血压二级波(呼吸波)：由呼吸所引起的血压波动，其波动与呼吸周期和节律一致。

(3)动脉血压三级波：可能与血管运动中枢紧张性活动的周期性改变有关(有时不出现)。

2. 夹闭颈总动脉　用动脉夹夹闭右颈总动脉10s，观察并记录家兔动脉血压变化曲线。

3. 刺激降压神经　用保护电极，以适当的频率和强度刺激右侧降压神经，观察并记录家兔动脉血压变化曲线，稍后将右侧降压神经结扎、剪断，并以相同的频率和强度，分别刺激右侧降压神经的近头端和近心端，观察并记录家兔动脉血压变化曲线。

4. 刺激交感神经　用保护电极，以适当的频率和强度刺激右侧交感神经，观察并记录家兔动脉血压变化曲线，稍后将右侧交感神经结扎、剪断，并以相同的频率和强度，分别刺激右侧交感神经的近头端和近心端，观察并记录家兔动脉血压变化曲线。

5. 刺激迷走神经　用保护电极，以适当的频率和强度刺激右侧迷走神经，观察并记录家兔动脉血压变化曲线，稍后将右侧迷走神经结扎、剪断，并以相同的频率和强度，分别刺激右侧迷走神经的近头端和近心端，观察并记录家兔动脉血压变化曲线。

6. 经家兔耳缘静脉注射0.01%肾上腺素溶液0.3ml，观察并记录家兔动脉血压变化曲线。

7. 经家兔耳缘静脉注射0.01%去甲肾上腺素溶液0.3ml，观察并记录家兔动脉血压变化曲线。

8. 刺激内脏大神经　按第一章第五节中之“家兔内脏大神经分离术”方法，分离出内脏大神经，以保护电极将神经勾起，采用适当的频率和强度刺激，观察并记录家兔动脉血压变化曲线。

【注意事项】

1. 整个实验手术过程，必须注意动作要轻巧，避免损伤神经和血管。

2. 实验每一个项目都应在稳定的动脉血压基础水平上进行，即下一次实验应在上一次实验所导致的动脉血压改变恢复到基础水平之后才能进行，以避免结果不准。

【思考题】

1. 夹闭颈总动脉，通过什么机制引起家兔动脉血压改变？

2. 分别刺激降压神经、交感神经、迷走神经的近头端和近心端，家兔动脉血压改变有何不同，为什么？

（李国彰）

实验 26　家兔降压神经放电

【实验目的】

学习引导和记录神经放电技术，了解降压神经放电波形的规律性变化。

【实验原理】

降压反射通过负反馈调节机制，可以缓冲血压大幅度的波动，使动脉血压保持相对稳定，而且起经常性调节作用，这对保证脑和心脏等重要脏器的正常血供具有特别重要的意义。降压神经是降压反射的传入神经之一，在一个心动周期中，随着动脉血压的波动，窦神经的传入冲动的频率发生相应的改变。当动脉血压升高时，压力感受器发出的传入冲动增加，通过心血管反射中枢整合，使心交感紧张和交感缩血管紧张减弱，而心迷走紧张加强，导致心率减慢，心肌收缩力减弱，心输出量减少，外周血管舒张，外周阻力降低，结果使动脉血压回降，故该反射又称为降压反射。

【实验器材与药品】

1. 实验器材　生物信号采集处理系统，血压换能器，保护电极，兔手术台，哺乳动物手术器械 1 套，动脉夹，动脉导管，支架，手术灯，三通管，注射器（1ml、20ml 各 1 只），滴管，烧杯，纱布，丝线。

2. 实验药品　20％氨基甲酸乙酯溶液，0.01％肾上腺素溶液，0.5％肝素的生理盐水，液体石蜡。

【实验方法与步骤】

1. 手术操作　按第一章“哺乳类动物实验中手术的基本操作技术”的方法，对家兔进行以下手术操作：

（1）麻醉和固定；

（2）备皮、剪毛；

（3）颈总动脉插管术，随后的系统连接以及动脉血压引导及记录方法与实验 25 相同；

（4）分离降压神经：用止血钳夹住伤口外侧皮肤向外、向上牵拉固定，形成一皮兜，滴入 38℃的液体石蜡，保护神经以防干燥。用钩状保护电极悬空钩起降压神经并固定在电极支架上，注意不要牵拉过紧，不要触及周围组织，另一端接入生物信号采集处理系统。将接地线夹在皮肤切口附近组织上。

2. 定制实验　打开计算机，启动生物信号采集处理系统，点击菜单“实验/实验项目”，按计算机提示逐步进入“家兔降压神经放电与动脉血压的关系”的实验项目。按表2-10进行本实验参数设置。

表 2-10　Medlab 系统实验参数设置

采　样	参　数	
显示方式	记录仪	
采样间隔	20μs	
采样通道	1(AC)	2(DC)
处理名称	神经放电	血压
放大倍数	10000～20000	100～200
X 轴压缩比	200：1	200：1
Y 轴压缩比	8：1	4：1

3. 系统的连接与参数的设置

(1)动脉血压换能器接到生物信号采集处理系统的通道1上，记录动脉血压曲线。

(2)保护电极的输出端接到生物信号采集处理系统的通道2上，引导和记录降压神经放电波形。通道2的输出端与计算机音箱相连，调节音量适中，以便用于降压神经放电监听。

4. 同步记录家兔动脉血压与降压神经放电波形(图2-20)。

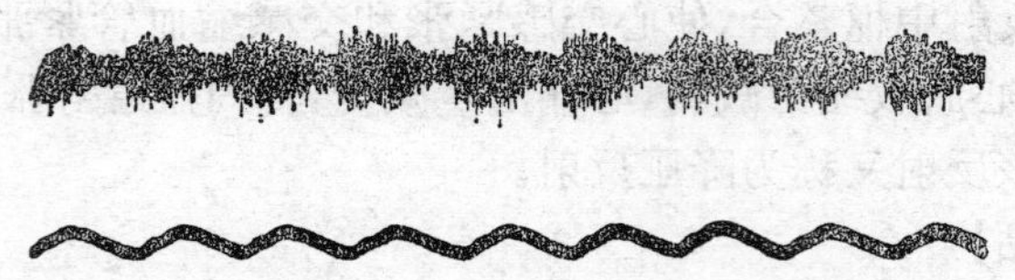

图 2-20　家兔降压神经放电与动脉血压的关系

上图为降压神经放电；下图为动脉血压波动

【实验观察项目】

1. 观察降压神经放电波形　其特点是群集式放电，大约3～5次/秒，每次放电呈幅度突然增加，而后逐渐减弱。

2. 监听降压神经放电　其放电伴随的声音类似火车开动的声音。

3. 比较和分析家兔动脉血压变化与降压神经放电之间的关系。

4. 夹闭颈总动脉　观察并记录家兔动脉血压变化曲线和降压神经放电波形。

5. 经家兔耳缘静脉注射0.01%肾上腺素溶液0.3ml，观察并记录家兔动脉血压变化曲线和降压神经放电波形。

【注意事项】

1. 整个实验手术过程，必须注意动作要轻巧，避免损伤神经和血管。

2. 实验每一个项目都应在稳定的动脉血压基础水平上进行，即下一次实验应在上一次实验所导致的动脉血压改变恢复到基础水平之后才能进行，以避免结果不准。

3. 要注意仪器和动物接地良好。

【思考题】

1. 观察、比较和分析家兔动脉血压变化与降压神经放电之间的关系。

2. 分析夹闭颈总动脉后，降压神经放电波形改变的机制。

3. 分析静脉注射 0.01%肾上腺素溶液后，降压神经放电波形改变的机制。

（李国彰）

实验 27 蟾蜍舌与肠系膜的微循环的观察

【实验目的】

学习微循环的观察方法，观察某些血管活性物质对外周血管活动的影响。

【实验原理】

微循环（microcirculation）一般由微动脉、后微动脉、毛细血管前括约肌、真毛细血管、通血毛细血管、动-静脉吻合支和微静脉等 7 个部分组成。正常的微循环结构、功能和血液循环，是保证各器官、组织和细胞正常灌注，发挥正常功能活动的前提条件。体液因素，如肾上腺素、去甲肾上腺素、内皮素，缓激肽、NO 等可通过对微血管舒张和收缩效应影响微循环。

【实验器材与药品】

1. 实验器材　显微镜，蛙类手术器械，有孔蛙板，有孔泡沫塑料板，注射器，烧杯，大头针。

2. 实验药品　任氏液，20%氨基甲酸乙酯溶液，0.01%去甲肾上腺素溶液，0.01%乙酰胆碱溶液。

【实验方法与步骤】

1. 微循环标本制备

(1)蟾蜍舌微循环标本制备：取蟾蜍，皮下淋巴囊注射 20%氨基甲酸乙酯溶液（2.0g/kg），腹位固定在蛙板上。静置 10min 后，用镊子将舌拉出，成扇状用大头针固定于有孔泡沫塑料板上。

(2)蟾蜍肠微循环标本制备：取蟾蜍，皮下淋巴囊注射 20%氨基甲酸乙酯溶液（2.0g/kg），背位固定在蛙板上。静置 10min 后，从腹部侧面剖开皮肤，用镊子夹住肠管，轻轻拉出，并使小肠系膜布张于有孔泡沫塑料板上，以大头针固定之。

2. 在显微镜下，先后用低、高倍镜观察微循环情况。

【实验观察项目】

1. 观察血液流动方向　低倍镜下，可见纵横交错、粗细不等的血管。通常，较粗的血管呈现红色，血管越细，则红色越淡，在微血管中可见红细胞（微小颗粒状）在流动。通常依据血管壁厚薄、管径粗细、血流速度等特点观察小动脉和小静脉。小动脉管壁厚、管径较细、血管有搏动、血流速度快，有轴流现象；小静脉管壁薄、管径较粗、血流速度缓慢而均匀，血管无搏动。高倍镜下，可见毛细血管透明，近乎无色，在最细的毛细血管有单个红细胞流动。血流速度均匀，无搏动。

2. 微小血管对药物的反应

(1)向标本的视野内，滴加1滴0.01％去甲肾上腺素溶液，观察微小血管的口径、血流速度和搏动方面的变化。观察后，以任氏液冲洗，观察其恢复情况。

(2)向标本的视野内，滴加1滴0.01％乙酰胆碱溶液，观察微小血管的口径、血流速度和搏动方面的变化。

【注意事项】

1. 在整个实验过程中，须不时向标本滴加任氏液，以防干燥，影响观察效果。

2. 连续观察药物对微小血管的影响时，必须在前一项实验的影响消除，并恢复至基础状态后，再进行下一项实验。

【思考题】

乙酰胆碱、去甲肾上腺素对微小血管有何影响，其机制如何？

(张　胜、李国彰)

第四节　呼吸系统实验

实验28　家兔胸膜腔内压的测定

【实验目的】

观察胸内负压值及其在呼吸运动时的周期变化，同时观察人工气胸时胸内负压消失情况。

【实验原理】

胸膜腔是胸壁与肺之间一个密闭的腔室，胸膜腔内压力低于大气压，称胸内负压。胸内负压随着呼吸运动而发生变化，其数值大小可由水检压计内水柱的高度差显示出来。

【实验器材】

连有长胶管的水检压计(胶管另一端连粗注射针头)。

【实验方法与步骤】

麻醉并固定动物:用3％戊巴比妥钠按1ml/kg体重自兔耳缘静脉缓慢注入，待动物麻醉后仰卧固定于手术台，剪去兔右胸侧的毛。

【实验观察项目】

1. 观察胸膜腔负压　检查注射针头是否通畅，连接胶管是否漏气。在右腋前线第4～5肋骨上缘将注射针头垂直刺入胸膜腔内。如检压计的水柱面随呼吸运动而上下移动，表示针头已插入胸膜腔内，分别记录平静呼吸时吸气末与呼气末U形管两侧水柱的高度差。

2. 观察气胸和肺萎陷　剪去上腹部腹壁，将胃肠推向一侧，透过膈肌观察肺随呼吸一张一缩的情况，然后在膈肌剪开一个小孔，造成开放性气胸，观察肺萎陷和胸内负压的消失情况。

【注意事项】

1. 防止针头插入的过深或过猛而伤及肺组织。

2. 若针头刺入胸壁过深，而水柱未见波动，将针头转运一下，仍无效时，退出确认针头是否出现堵塞。

【思考题】

平静呼吸时，为什么胸膜腔内压始终低于大气压？

（张晓东　罗荣敬）

实验 29　家兔呼吸运动的调节

【实验目的】

通过描记兔呼吸运动曲线，观察某些因素对呼吸运动的影响。

【实验原理】

呼吸运动是呼吸中枢节律性活动的反映。随着机体代谢的需要，呼吸运动产生适应性的变化，从而维持血中的 O_2 和 CO_2 的正常水平。体内外各种刺激可以作用于中枢或通过感受器能反射性地影响呼吸运动。

【实验器材与药品】

1. 实验器材　生物信号采集处理系统，张力换能器，保护电极，CO_2 气囊，哺乳类动物手术器械一套，兔手术台，手术灯，气管插管，注射器（20ml、5ml 各一只），50cm 长的橡胶管一条，钠石灰瓶一只，纱布及线等。

2. 实验药品　生理盐水，3%戊巴比妥钠溶液。

【实验方法与步骤】

1. 麻醉与固定　称重后，用 3%戊巴比妥钠溶液，按 1ml/kg 体重从耳缘静脉缓慢注入麻醉，然后将家兔背位固定在手术台上。

2. 颈部手术　颈部剪毛，于颈部正中纵向切开皮肤 5～7cm，钝性分离肌肉组织，暴露气管并分离气管，在第 3～4 气管环之间切开气管，作一倒“T”形切口，气管插管并固定。分离两侧迷走神经并穿线备用。手术完毕后用温生理盐水纱布覆盖手术伤口部位。

3. 胸腹部手术　胸腹部剪毛，切开胸骨下端剑突部位的皮肤，并沿腹白线切开约 10cm 左右，打开腹腔，推开腹腔内容物，暴露膈肌。将连接换能器的小钩钩在膈肌上，注意不要扎穿膈肌。换能器的另一端与生物信号采集处理系统的通道 1 连接。

4. 定制实验，记录呼吸运动曲线

（1）打开计算机，启动生物信号采集处理系统，点击菜单“实验/实验项目”，按计算机提示逐步进入“呼吸运动”的实验项目。

（2）记录家兔呼吸运动曲线，观察呼吸运动的节律、频率和呼吸运动曲线幅度。

【实验观察项目】

1. 描记正常的呼吸运动曲线作为对照，认清曲线和呼吸运动的关系。

2. 增加吸入气中 CO_2 浓度　将装有 CO_2 气的气囊的管口对准气管插管的另一侧开口，控制放气，观察高浓度 CO_2 对呼吸运动的影响。

3. 低氧　将气管插管的一侧管与装有钠石灰的瓶子相连，而另一侧管口堵住，观察低氧对呼吸运动的影响。

4. 增大无效腔　将一根长约 50cm 的橡胶管连接在气管插管的一侧管口上，观察呼吸运动的变化。

5. 增加血液酸度　由耳缘静脉注入 3%的乳酸 2ml，观察呼吸运动的变化。

6. 剪断迷走神经　描记一段对照呼吸曲线，先剪断一侧迷走神经，观察呼吸运动有何变化；再剪断另一侧迷走神经，观察呼吸运动有何变化。

【注意事项】

1. 剪开气管进行气管插管时，要注意止血及气管内的清理。

2. 耳缘静脉注射乳酸时，要选择静脉的远端。注意不要刺破静脉，以免乳酸外漏，引起动物躁动。

3. 实验过程中要注意实验观察项目前后的可比性。每一项观察出现效应后应立即停止，时间不宜过长。

【思考题】

迷走神经在节律性呼吸运动中起什么作用？

（苏　文　罗荣敬）

实验 30　家兔膈神经放电

【实验目的】

应用电生理方法观察和记录家兔在体膈神经放电活动，观察膈神经放电与呼吸运动的关系，借以加深对呼吸节律来源的认识。

【实验原理】

呼吸中枢的节律性活动通过膈神经和肋间神经下传至膈肌和肋间肌，从而引起节律性呼吸运动。因此，引导膈神经放电可直接反映呼吸中枢的活动。

【实验器材与药品】

1. 实验器材　生物信号采集处理系统，哺乳类动物手术器械一套，兔手术台，引导电极和支架，注射器（30ml、20ml、1ml 各一只），U 型皮兜固定架，装有 CO_2 的气囊，玻璃分针，纱布及线等。

2. 实验药品　3%戊巴比妥钠，尼可刹米注射液，生理盐水，加温至 38～40℃的医用液体石蜡。

【实验方法与步骤】

1. 麻醉和固定　称重后，用 3%戊巴比妥钠溶液，按 1ml/kg 体重从耳缘静脉缓慢注入麻醉，然后将家兔背位固定在手术台上。

2. 分离颈部膈神经 剪去颈部兔毛，在颈部正中作 10cm 的切口，分离皮下组织，用止血钳在术侧颈外静脉与胸锁乳突肌之间向深处分离直至气管边上，透过脊柱肌表面之浅筋膜可见粗大横行的臂丛神经。由颈 4、5 脊神经分出，在臂丛的内侧有一条较细的神经分支，即为膈神经。用玻璃分针向上分离膈神经 2～3cm，穿线备用。分离两侧迷走神经并穿线备用。

在手术侧，用止血钳夹住伤口外侧皮肤向外、向上牵拉固定，形成一皮兜，滴入 38℃ 的液体石蜡，保护神经以防干燥。用钩状保护电极悬空钩起膈神经并固定在电极支架上，注意不要牵拉过紧，不要触及周围组织，另一端接入生物信号采集处理系统。将接地线就近夹在皮肤切口组织上。

3. 将监听输出信号接上监听器。

4. 定制实验，监听和记录膈神经放电曲线

(1) 打开计算机，启动生物信号采集处理系统，点击菜单“实验/实验项目”，按计算机提示逐步进入“膈神经放电”的实验项目。按表 2-11 进行本实验参数设置。

表 2-11 Medlab 系统实验参数设置

采 样	参 数
显示方式	记录仪
采样间隔	25μs
采样通道	1(AC)
处理名称	神经放电
放大倍数	5000
X 轴压缩比	20∶1
Y 轴压缩比	64∶1

(2)记录膈神经放电曲线，观察其节律、频率。监听膈神经放电声。

【实验观察项目】

1. 记录膈神经放电曲线，作为基础对照观察正常呼吸运动和膈神经放电的关系，监听与呼吸运动相一致的放电声。

2. 增加吸入气中的 CO_2 浓度 将装有 CO_2 的气囊的管口对准气管插管的另一侧开口，控制放气，观察膈神经放电和呼吸运动的变化。

3. 增大无效腔 将一根长约 50cm 的橡胶管连接在气管插管的一侧管口上，观察膈神经放电和呼吸运动的变化。

4. 尼可刹米对膈神经放电影响 由兔耳缘静脉注入稀释的尼可刹米 1ml(内含 50mg)，观察膈神经放电与呼吸运动的变化。

5. 肺牵张反射时膈神经放电的观察

(1)于气管插管的一个侧管上，借橡胶管连一 30ml 注射器(内装有空气)，观察一段

正常呼吸运动曲线。在吸气相之末，先将气管插管的另一管口堵塞，再立即将注射器内的20ml气体迅速注入肺内，使肺维持扩张状态，观察呼吸运动和膈肌放电有何变化。当呼吸运动恢复后，开放堵塞口。待呼吸运动平稳后，于呼气相之末，再堵塞气管插管的另一管口，用注射器抽取肺内气体15～20ml，使肺维持在萎缩状态。观察呼吸运动和膈神经放电有何变化。当呼吸运动恢复后，开放堵塞口。以上观察可反复进行几次。

(2)剪断一侧迷走神经，观察膈神经放电有何变化。再剪断另一侧迷走神经，观察膈神经放电又有何变化。在剪断两侧迷走神经后，再重复上述肺内注气和从肺内抽气的实验，观察呼吸运动和膈神经放电是否有变化。

【注意事项】

1. 分离膈神经时，动作要轻柔，而且不能有血和组织粘在神经上，以避免干扰现象。

2. 每一项实验做完，需待神经放电和呼吸运动恢复正常后，再进行下步实验，以便前后对照。

3. 膈神经放电的观察系指群集放电的频率、振幅；呼吸运动的观察是指它的频率和深度。

4. 如气温适宜，可不作皮兜，可改用温液状石蜡条覆盖在神经上。

5. 用注射器自肺内抽气时，切勿过多，以免引起动物死亡。

【思考题】

膈神经放电与呼吸运动有何关系？

(苏　文　罗荣敬)

实验31　膈肌肌电图描记

【实验目的】

学习家兔膈肌电活动的记录方法，观察不同因素对膈肌电活动的影响及其与呼吸运动的关系。

【实验原理】

膈肌和肋间肌的舒缩活动产生呼吸运动。所以，膈肌的电活动能反映呼吸中枢的活动；膈肌收缩的张力强弱和收缩的频率反映了呼吸运动的深度和频率。体内外不同的因素可通过神经和体液调节影响膈肌和呼吸运动的变化。

【实验对象】

家兔

【实验器材与药品】

1. 实验器材　生物信号采集处理系统，引导电极，呼吸换能器，CO_2，N_2，哺乳动物手术器械一套，兔手术台，支架，手术灯，气管插管，注射器(1ml、5ml、20ml)，50cm长橡皮管一根，纱布，丝线等。

2. 实验药品　3%乳酸溶液，3%戊巴比妥钠，生理盐水。

【实验方法与步骤】

1. 麻醉与固定　称重后，用3%戊巴比妥钠溶液，按1ml/kg体重从耳缘静脉缓慢注入麻醉，然后将家兔固定在手术台上。

2. 颈部手术　颈部剪毛，于颈部正中纵向切开皮肤5～7cm，钝性分离肌肉组织，暴露气管并分离气管，在第3～4气管环之间切开气管，作一倒“T”形切口，气管插管并固定。分离两侧迷走神经并穿线备用。手术完毕后用温生理盐水纱布覆盖手术伤口部位。

3. 胸腹部手术　胸腹部剪毛，切开胸骨下端剑突部位的皮肤，并沿腹白线切开约10cm左右，打开腹腔，推开腹腔内容物，暴露膈肌。将钩状电极钩在膈肌上，注意不要扎穿膈肌。

4. 连接仪器　将记录膈肌电信号的输入电缆线连在生物信号采集处理系统的通道1信号输入插座，记录膈肌电活动；记录呼吸变化的换能器一端与Y型气管插管一侧连接，另一端与生物信号采集处理系统的通道2连接。

5. 定制实验，记录膈肌电信号和呼吸运动曲线

(1)打开计算机，启动生物信号采集处理系统，点击菜单“实验/实验项目”，按计算机提示逐步进入“膈肌肌电图”的实验项目。按表2-12进行本实验参数设置。

表2-12　Medlab系统实验参数设置

采　样	参　数
显示方式	记录仪
采样间隔	25μs
采样通道	1(AC)
处理名称	肌电
放大倍数	1000～2000
X轴压缩比	64∶1
Y轴压缩比	64∶1

(2)记录膈肌电信号和呼吸运动曲线，观察膈肌电信号和呼吸运动的关系。

【实验观察项目】

1. 观察正常膈肌电信号和呼吸运动曲线，作为基础对照。

2. 增加吸入气中的CO_2浓度　将装有CO_2气的气囊管口对准气管插管的另一侧开口，控制放气，观察膈肌电信号和呼吸运动的变化。

3. 低氧　将气管插管的侧管与装有钠石灰的瓶子相连，观察膈肌电信号和呼吸运动的变化。

4. 增大无效腔　将一根长约50cm的橡胶管连接在气管插管的侧管上，观察膈肌电信号和呼吸运动的变化。

5. 增加血液酸度　由耳缘静脉注入3%的乳酸2ml，观察膈肌电信号和呼吸运动的变化。

6. 剪断迷走神经　剪断一侧迷走神经，观察膈肌电信号和呼吸曲线的变化；再剪断另一侧迷走神经，观察膈肌电信号和呼吸曲线的变化。

【注意事项】

1. 胸部手术和安放电极时，不要将膈肌刺破，以免造成气胸。

2. 每一项实验做完，待呼吸运动恢复后，再继续下步实验，以便前后对照。

3. 经耳缘静脉注射乳酸时要防止乳酸从静脉漏出，以免因疼痛引起动物挣扎躁动。

【思考题】

分析膈肌肌电活动与呼吸运动的关系。

（苏　文　罗荣敬）

第五节　消化系统实验

实验 32　家兔胃运动的观察

【实验目的】

学习家兔食管-胃插管技术，以及描记家兔胃运动曲线的方法，观察神经、体液因素及针刺对胃运动的影响。

【实验原理】

消化道平滑肌具有自动节律性收缩，离体后，只要置入适宜的环境中，仍能进行节律性收缩活动，但节律缓慢而不稳定。消化道平滑肌对电刺激不敏感，而对机械牵张、温度变化和化学刺激敏感。

【实验器材与药品】

1. 实验器材　生物信号采集处理系统，刺激保护电极，压力换能器，哺乳动物手术器械一套，兔手术台，支架，手术灯，注射器(1ml、20ml 各 1 只)，导尿管，纱布，丝线，3～6cm 针灸针等。

2. 实验药品　20%氨基甲酸乙酯，0.01%乙酰胆碱，0.01%肾上腺素，阿托品，生理盐水。

【实验方法与步骤】

1. 一般手术操作

(1)麻醉和固定：由兔耳缘静脉注射 20%氨基甲酸乙酯 1g/kg 体重(5ml/kg)，待动物麻醉后，取仰卧位固定于兔台上。

(2)气管插管：剪去家兔颈部毛，于颈部正中纵向切开皮肤 5～7cm，钝性分离肌肉组织，暴露气管并分离气管，在第 3～4 气管环之间切开气管，作一倒“T”形切口，气管插管并固定。气管插管的两个侧管各连接一个 3cm 长的橡皮管。将其中一个侧管的尾端的塑料套管(套管内不充灌生理盐水)连到压力换能器上。

(3)分离两侧交感神经和迷走神经，穿线备用。

2. 描记胃运动曲线

(1)胃内插管：将前端缚有小橡皮囊的导尿管由口腔经食管插入胃内。一般家兔插入约 20cm 左右。

(2)描记胃运动曲线:将胃内插管连到压力换能器(套管内不充灌生理盐水)上。由打气球从调节侧管打入气体,使囊内压力上升到 1kPa 左右,夹住打气的调节侧管,即可描记胃运动曲线。

3. 系统的连接

(1)将气管插管的压力换能器接到生物信号采集处理系统的通道 1 上,记录呼吸运动曲线。

(2)将胃内插管的压力换能器接到生物信号采集处理系统的通道 2 上,记录胃运动曲线。

4. 定制实验

(1)打开计算机,启动生物信号采集处理系统,点击菜单“实验/实验项目”,按计算机提示进入“消化道平滑肌活动”的实验项目。按表 2-13 进行本实验参数设置。

表 2-13 Medlab 系统实验参数设置

采 样	参 数		刺 激	参 数
显示方式	记录仪		刺激方式	串刺激
采样间隔	50ms		时程	30s
X 轴压缩比	20∶1		波宽	1ms
采样通道	1	2	幅度	1V
DC/AC	DC	记录刺激标记	频率	30Hz
处理名称	张力	刺激标记		
放大倍数	500～200	5～50		
Y 轴压缩比	4∶1	64∶1		

(2)根据信号窗口中显示的波形,适当调节气管插管和胃内插管的位置或实验参数以获取最佳的实验效果。

(3)观察和描记胃运动曲线和呼吸运动曲线。

【实验观察项目】

1. 描记正常胃运动曲线和呼吸运动曲线作为基础对照。

2. 针刺“足三里”穴 “足三里”穴在家兔胫前结节下 1cm,向外 0.5cm 处。针刺“足三里”穴,留针 15 分钟,并经常捻转。记录、观察针刺“足三里”穴对胃运动曲线和呼吸运动曲线的影响。

3. 电刺激左侧迷走神经 记录、观察电刺激左侧迷走神经对胃运动曲线和呼吸运动曲线的影响。

4. 电刺激左侧交感神经 记录、观察电刺激左侧交感神经对胃运动曲线和呼吸运动曲线的影响。

5. 注射乙酰胆碱 由耳缘静脉注射 0.01%乙酰胆碱 0.5ml,记录、观察注射乙酰胆碱对胃运动曲线和呼吸运动曲线的影响。

6. 注射肾上腺素　由耳缘静脉注射 0.01%肾上腺素 0.3ml，记录、观察注射肾上腺素对胃运动曲线和呼吸运动曲线的影响。

7. 注射阿托品　先刺激迷走神经，胃运动明显增强时，从耳缘静脉注射阿托品 0.5～1.0mg，记录、观察注射阿托品对胃运动曲线和呼吸运动曲线的影响。再重复实验 3、4，记录、观察此时电刺激左侧迷走神经和左侧交感神经对胃运动曲线和呼吸运动曲线的影响。

【注意事项】

1. 动物麻醉宜浅，可用低于 20%氨基甲酸乙酯 1g/kg 体重的剂量进行麻醉。

2. 胃内插管时，防止插管插入气管。

3. 每一项实验后，待胃运动曲线恢复正常后，再进行下一项实验。

【思考题】

1. 刺激迷走神经、交感神经对胃运动曲线有何影响？机制如何？

2. 注射乙酰胆碱、阿托品和肾上腺素对胃运动曲线各有何影响？机制如何？

（钱佳利）

实验 33　离体小肠平滑肌运动的观察

【实验目的】

学习家兔离体小肠标本制作的基本实验技术，观察化学物质、温度改变对离体小肠活动的影响。

【实验原理】

消化道平滑肌具有自动节律性特点，离体后，只要置入适宜的环境中，仍能进行节律性收缩活动，但节律缓慢而不稳定。消化道平滑肌对电刺激不敏感，而对机械牵张、温度变化和化学刺激敏感。

【实验对象】

家兔

【实验器材与药品】

1. 实验器材　生物信号采集处理系统，张力换能器（量程为 25g 以下），恒温平滑肌槽或麦氏浴槽，哺乳动物手术器械一套，烧杯，温度计，乳胶管，螺旋夹，医用氧气瓶等。

2. 实验药品　台氏液，0.01%肾上腺素，0.01%乙酰胆碱，1mol/L NaOH，1mol/L HCl，普萘洛尔，0.01%阿托品。

【实验方法与步骤】

1. 麦氏浴槽或恒温平滑肌槽的准备

(1)麦氏浴槽：将**麦氏浴槽**（图 2-21）置于水浴装置内，水浴装置中水的温度恒定在 38～39℃之间，在麦氏浴槽内盛 38～39℃台氏液，温度计悬挂在浴槽内，用以监测温度的变化。医用氧气瓶经乳胶管缓慢向浴槽底部通 O_2，调节乳胶管上的螺旋夹，控制通 O_2 速度，使 O_2 气泡一个接一个地通过中心管。

(2)恒温平滑肌槽:在恒温平滑肌槽的中心管加入台氏液,外部容器中加装温水,开启电源加热,浴槽温度将自动稳定在 38℃左右。将浴槽通气管与医用氧气瓶相连接,调节橡皮管上的螺旋夹,使气泡一个接一个地通过中心管,为台氏液供氧。

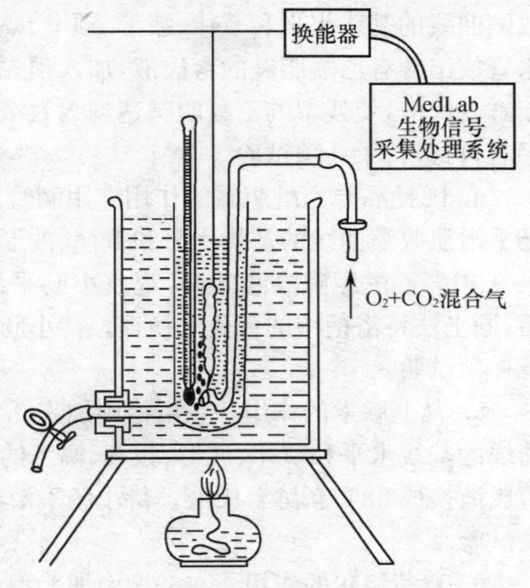

图 2-21　麦氏浴槽示意图

2. 离体小肠标本制作　用木锤猛击兔头枕部,使其昏迷后,迅速剖开腹腔,以胃幽门与十二指肠交界处为起点,先将肠系膜沿肠缘剪去,再剪取 20～30cm 肠管。肠段取出后,置于 38℃左右台氏液内轻轻漂洗,在肠管外壁用手轻轻挤压以除去肠管内容物。当肠腔内容物洗净后,用 38℃左右的台氏液浸浴,当肠管出现明显活动时,将其剪成约 3cm 长的肠段。实验时,取出一段长约 3～4cm 的肠段,用线结扎其两端,迅速将小肠一端的结扎线固定于通气管的挂钩上,另一端固定于张力换能器上。适当调节换能器的高度,勿将肠段牵拉过紧或过松。

3. 系统的连接　张力换能器接到生物信号采集处理系统的通道 1 上,记录离体小肠平滑肌的收缩曲线。

4. 定制实验,描记小肠运动曲线

(1)打开计算机,启动生物信号采集处理系统,点击菜单"实验/实验项目",按计算机提示进入"消化道平滑肌活动"的实验项目。按表 2-14 进行本实验参数设置。

表 2-14　Medlab 系统实验参数设置

采　样	参　数
显示方式	记录仪
采样间隔	50ms
采样通道	1(AC)
处理名称	张力
放大倍数	5000
X 轴压缩比	20∶1
Y 轴压缩比	4∶1

(2)描记小肠运动曲线,观察小肠运动的节律、频率。

【实验观察项目】

1. 描记一段离体小肠平滑肌的自动节律性收缩曲线作为基础对照。

2. 温度的影响　将浴槽中的台氏液更换成 25℃台氏液,观察小肠平滑肌收缩曲线的基线水平和节律、波形、频率、幅度的变化。再更换成 42℃台氏液,观察小肠平滑肌收缩曲线的变化。最后再更换成 38℃台氏液,待小肠平滑肌的收缩曲线恢复正常后,再进行以下各项实验(均在38℃条件下进行)。

3. 乙酰胆碱的作用　用滴管向浴槽内滴0.01%乙酰胆碱溶液2滴，观察小肠平滑肌收缩曲线的基线水平和节律、波形、频率、幅度的变化。观察到明显效应后，立即从浴槽排水管放出含有乙酰胆碱的台氏液，加入预先准备好的38℃新鲜台氏液，重复更换2～3次新鲜台氏液，使残留的乙酰胆碱达到无效浓度。待小肠平滑肌的收缩曲线恢复至对照水平时，再进行下一项试验。

4. 阿托品与乙酰胆碱的作用　用滴管向浴槽内滴入0.01%阿托品2～4滴，观察小肠平滑肌收缩曲线的基线水平和节律、波形、频率、幅度的变化。观察到明显效应后，再加入0.01%乙酰胆碱溶液2滴，观察小肠平滑肌的收缩曲线有无变化。待出现明显效应后，同上法将浴槽中的台氏液换掉。待小肠平滑肌的收缩曲线恢复至对照水平时，再进行下一项试验。

5. 肾上腺素的作用　在浴槽中加入0.01%肾上腺素溶液2滴，观察小肠平滑肌收缩曲线的基线水平和节律、波形、频率、幅度的变化。待出现明显效应后，同上法将浴槽中的台氏液换成38℃新鲜台氏液。待小肠平滑肌的收缩曲线恢复至对照水平时，再进行下一项试验。

6. 普萘洛尔的作用　在浴槽中加普萘洛尔1mg，观察小肠平滑肌收缩曲线的基线水平和节律、波形、频率、幅度的变化。观察到明显效应后，再加入0.1%肾上腺素溶液2滴，观察小肠平滑肌的收缩曲线有无变化。观察到明显效应后，同上法将浴槽中的台氏液换成38℃新鲜台氏液。待小肠平滑肌的收缩曲线恢复至对照水平时，再进行下一项试验。

7. HCl的作用　在浴槽中加1mol/L HCl溶液2滴。观察小肠平滑肌收缩曲线的基线水平和节律、波形、频率、幅度的变化。观察到明显效应后，同上法将浴槽中的台氏液换成38℃新鲜台氏液。待小肠平滑肌的收缩曲线恢复至对照水平时，再进行下一项试验。

8. NaOH的作用　在浴槽中加1mol/L NaOH溶液2滴，观察小肠平滑肌收缩曲线的基线水平和节律、波形、频率、幅度的变化。观察到明显效应后，同上法将浴槽中的台氏液换成38℃新鲜台氏液。待小肠平滑肌的收缩曲线恢复至对照水平时，结束本次试验。

【注意事项】

1. 上述药量为参考剂量，效果不明显时，药量可增补。

2. 实验过程中应力求保持台氏液液面的高度固定、通O_2速度恒定。

【思考题】

1. 温度、酸碱度改变对小肠平滑肌收缩曲线有何影响？

2. 阿托品、普萘洛尔、乙酰胆碱、肾上腺素对小肠平滑肌的收缩曲线有何影响？

（钱佳利）

第六节　能量代谢与体温实验

实验 34　小白鼠能量代谢的测定

【实验目的】

学习闭合式间接测量能量代谢的实验方法，学习计算能量代谢率的方法。

【实验原理】

机体的能量代谢遵循着能量守恒定律，即机体在整个能量转化过程中，从食物中所获得的能量最终转化为热能和所做的外功。若不做外功时，通过测量机体消耗一定量的氧所需要的时间，测出单位时间的氧耗量，即可推算出单位时间内的产热量，从而计算出基础代谢率(BMR)。

【实验器材与药品】

广口瓶，橡皮塞，氧气囊，碳酸钠钙，螺旋夹，水检压计，秒表，10ml 注射器，液体石蜡。

【实验方法与步骤】

1. 按图 2-22 连接实验装置

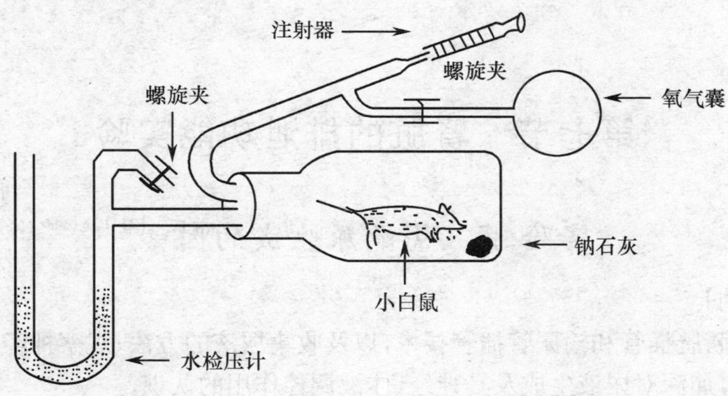

图 2-22　闭合式间接测量能量代谢装置示意图

2. 将小白鼠称重后放入广口瓶内，加上橡皮塞密封。

3. 将注射器内涂抹少许液体石蜡，反复抽推多次，使液体石蜡均匀涂抹，以防止气体逸出。

4. 打开氧气囊上的螺旋夹，用注射器抽取略多于 10ml 氧气后旋紧螺旋夹。

5. 打开水检压计上的螺旋夹，将注射器推至 10ml 刻度后旋紧该螺旋夹。

【观察项目】

1. 测定消耗 10ml 氧气所需时间　将注射器中氧向前推进 2～3 ml 并开始记时，此时可见水检压计与大气相通一侧的液面升高，待液面回降至原水平时(由于氧被小白鼠消耗，产生的二氧化碳被碳酸钠钙吸收)，再推进 2～3 ml 氧气，如此反复，直至 10ml 氧被完全消耗为止，记下全程所用的时间(T)。

2. 计算单位时间的产热量　根据呼吸商(RQ)(混合膳食为 0.82)查出相应的氧热价为 20.20kJ/L。

$$每分钟产热量=\frac{20.20\times0.01(kJ)}{T(min)}$$

3. 计算能量代谢率　其计算公式为：

$$\frac{20.20\times0.01\div T\times60}{体表面积}[kJ/(m^2\cdot h)]$$

$$小白鼠体表面积(m^2)=K\times体重^{2/3}\quad(K 为 0.0913)$$

【注意事项】

1. 放进小白鼠之前预先检查实验装置是否漏气，其方法是旋紧螺旋夹，使整个装置密闭，从注射器内推进一定量气体，此时与大气相通的水检压计一侧液面升高，观察几分钟后，如液面不降低，表明没有漏气。

2. 碳酸钠钙应新鲜干燥，否则会影响实验效果。

3. 减少对动物的刺激，尽可能使其安静。

【思考题】

本实验中放入碳酸钠钙的作用是什么？

（李春深　苗　戎）

第七节　肾脏的排泄功能实验

实验 35　影响尿生成的因素

【实验目的】

学习家兔膀胱插管和输尿管插管技术，以及收集尿液的方法；观察神经和体液因素对尿液生成影响，加深对尿液生成及其神经、体液调控作用的认识。

【实验原理】

在肾脏，通过肾小球的滤过作用，肾小管和集合管的重吸收功能，肾小管和集合管的分泌功能等 3 个方面的联合协同作用，从而生成尿液。在尿液生成的各个环节中，许多因素都会通过对以上 3 个环节的影响，而影响尿量、尿的成分及理化特性。而神经和体液因素，如交感神经、血管升压素、肾素-血管紧张素-醛固酮系统，在调控尿液生成，维持机体的稳态方面发挥着非常重要的作用。

【实验对象】

家兔

【实验器材与药品】

1. 实验器材　生物信号采集处理系统，血压换能器，电子刺激器，保护电极，兔手术台，哺乳动物手术器械 1 套，动脉夹，动脉导管，支架，手术灯，三通管，记滴棒，膀胱漏斗，输尿管导管，注射器（2ml、20ml 各 1 只），烧杯，纱布，丝线，尿糖试纸。

2. 实验药品　20％氨基甲酸乙酯溶液，0.1％肝素，20％葡萄糖溶液，0.01％去甲肾上腺素溶液,速尿(呋塞米),垂体后叶素。

【实验方法与步骤】

1. 准备检压系统 将动脉导管和血压换能器相连,以 0.5%肝素的生理盐水充灌心导管和血压换能器,去除其中的气泡,将血压换能器连接生物信号采集处理系统。

2. 手术操作 按第一章“哺乳类动物实验中手术的基本操作技术”的方法,对家兔进行以下手术操作:

(1)麻醉和固定;

(2)备皮、剪毛;

(3)颈动脉分离术;

(4)分离两侧迷走神经、交感神经、降压神经;

(5)颈总动脉插管术:将充满肝素的生理盐水的动脉导管从切口向心脏方向插入颈总动脉,直至动脉夹处。移去动脉夹,即可看到显示器荧屏上显示出波形变化,即压力波动。立即用备用线将动脉导管连同颈总动脉一起扎紧,并将动脉导管固定于邻旁的组织上,以防脱落。

3. 收集尿液方法 采用插管技术收集尿液。插管方法:按第一章“哺乳类动物实验中手术的基本操作技术”中输尿管插管法或膀胱插管法的程序进行手术操作,手术完毕后,将膀胱与脏器送回腹腔,用温生理盐水纱布覆盖在腹部创口上,以保持腹腔内温度和伤口湿润。

4. 连接实验仪器装置

(1)动脉插管经血压换能器接到生物信号采集处理系统的通道 1 上,记录动脉血压曲线。

(2)记滴棒输入接到生物信号采集处理系统的通道 2 上,记录尿量。

(3)刺激电极与生物信号采集处理系统的刺激输出相连。

5. 选定实验

(1)打开计算机,启动生物信号采集处理系统,点击菜单“实验/实验项目”,按计算机提示逐步进入“影响尿生成的因素”的实验项目。

(2)生物信号采集处理系统调零、定标、调定采样参数。按表 2-15 进行本实验参数设置。

表 2-15 Medlab 系统实验参数设置

采 样	参 数		刺 激	参 数
显示方式	记录仪		刺激方式	串刺激
采样间隔	1ms		时程	30s
X 轴压缩比	20∶1		波宽	1ms
采样通道	1	2	幅度	1V
DC/AC	DC	DC	频率	30Hz
处理名称	血压	记滴		
放大倍数	500～200	5～50		
Y 轴压缩比	4∶1	4∶1		

(3)同步记录家兔动脉血压与尿量。

【实验观察项目】

1. 记录家兔动脉血压曲线和尿量(滴/分钟)变化,作为基础对照。

2. 注射生理盐水　从兔耳缘静脉迅速注射37℃生理盐水20～50ml(1min内注射完毕),观察、记录尿量及动脉血压曲线变化。

3. 注射去甲肾上腺素　经家兔耳缘静脉注射0.01%去甲肾上腺素溶液0.3ml,观察、记录尿量及动脉血压曲线变化。

4. 注射20%葡萄糖溶液　首先进行尿糖检测,取1条尿糖试纸,用其粉红色测试区沾取1滴刚刚流出的新鲜尿液,观察其变化。若颜色不变,则为尿糖阳性;若颜色变暗,则为尿糖阳性。观察、记录尿量及动脉血压曲线变化。

经家兔耳缘静脉注射20%葡萄糖溶液,观察、记录尿量及动脉血压曲线变化。当尿量明显增多时,再次进行尿糖检测。

5. 刺激迷走神经　剪断右侧颈部迷走神经,以中等强度电流刺激其近心端,使动脉血压下降并维持在40～50mmHg水平20～30s,观察、记录尿量及动脉血压曲线变化。

6. 注射速尿　经家兔耳缘静脉注射1%速尿(0.5ml/kg),5min后观察、记录尿量、动脉血压曲线变化。

7. 注射垂体后叶素　经家兔耳缘静脉注射垂体后叶素2～5U,观察、记录尿量及动脉血压曲线变化。

8. 放血　分离一侧股动脉,插管放血,使动脉血压下降并维持在80mmHg以下,记录尿量、动脉血压曲线变化。停止放血后,继续观察、记录一段时间。

9. 补充恢复血量　从兔耳缘静脉迅速注射37℃生理盐水,观察、记录尿量及动脉血压曲线变化。

【注意事项】

1. 实验前对家兔的合理喂养,是保证本实验顺利的关键条件。

(1)要注意保证家兔的生活环境安静,温度适宜。

(2)给家兔多喂些青菜和水,以增加其基础尿量。

2. 手术动作要轻柔,避免过度牵拉输尿管,以避免输尿管痉挛,影响尿量。

3. 实验每个项目都应在动脉血压和尿量稳定的基础水平上进行。即下一次实验应在上次实验所导致的动脉血压和尿量改变恢复到基础水平之后再进行,以避免结果不准。

4. 本实验需多次进行静脉注射,故对于静脉的保护非常重要。采取耳缘静脉注射比较简便,但也有多次操作容易损伤的缺点。除耳缘静脉注射方法外,也可采用颈静脉和股静脉插管留置或采用含芯套管针等方法。

【思考题】

本实验各项实验所见尿量的改变,是通过影响尿液生成的哪个环节引起的?其神经和体液机制是什么?

(严　杰、邓冰湘)

第八节　中枢神经系统实验

实验 36　反射弧的分析

【实验目的】

利用脊髓蛙分析反射弧的组成，探讨反射弧的完整性与反射活动的关系。

【实验原理】

在中枢神经系统参与下，机体对内、外环境变化所做出的有规律的具有适应意义的反应称为反射；反射活动的结构基础是反射弧，包括感受器、传入神经、神经中枢、传出神经和效应器五部分。反射弧的任何一部分受到破坏、缺损，反射活动即将消失。

【实验对象】

蛙或蟾蜍

【实验器材与药品】

蛙类手术器械，铁支架，双凹夹，金属杆，肌夹，保护刺激电极，刺激器，棉球，纱布，丝线，培养皿，烧杯，0.5%硫酸溶液。

【实验方法与步骤】

1. 制备**脊髓蛙(spinal frog)**　取蛙一只，用粗剪刀横向伸向蛙口腔两侧口裂，剪去上方头颅，保留下颌部分，以棉球压迫创口止血，然后用肌夹夹住下颌，也可用丝线穿过蛙的下颌，悬挂在固定于铁支架的金属杆上，待蛙四肢松软后，再进行实验。

2. 也可用探针由枕骨大孔刺入蛙颅腔捣毁脑组织，保留脊髓，以一小棉球塞入创口止血，然后用肌夹夹住下颌，也可用丝线穿过蛙的下颌，悬挂在固定于铁支架的金属杆上，待蛙四肢松软后，再进行实验。

【实验观察项目】

1. 观察屈肌反射　用培养皿盛0.5%硫酸溶液，将蛙左侧后肢的脚趾尖浸于硫酸溶液中，可见蛙左侧后肢发生屈曲，待反应发生后，立即用烧杯盛自来水洗去皮肤上的硫酸溶液，并用纱布轻轻揩干。

2. 围绕左侧后肢在趾关节上方皮肤作一环状切口，将足部皮肤剥掉，重复步骤1，观察有无屈肌反射发生。再刺激右侧脚趾尖，观察有无屈肌反射发生。立即用烧杯盛自来水洗去皮肤上的硫酸溶液，并用纱布轻轻揩干。

3. 剪断右侧坐骨神经　在右侧大腿背面作一纵行皮肤切口，用玻璃针在股二头肌和半膜肌之间找出并分离坐骨神经，剪断其所有分支，用两根丝线结扎坐骨神经干，在两个结扎线之间剪断坐骨神经，再用0.5%硫酸溶液浸泡蛙右后肢的脚趾，观察右后肢有无屈肌反射发生。

4. 以适当强度的连续脉冲刺激右坐骨神经的中枢端，观察同侧及对侧后肢活动是否相同。刺激右坐骨神经的外周端，观察右后肢有何变化。

5. 以探针彻底破坏蛙的脊髓，几分钟后，再以同样的连续脉冲刺激分别刺激右坐骨神经的中枢端和外周端，观察实验变化。

6. 以适当强度的连续脉冲刺激直接刺激右侧腓肠肌，观察腓肠肌活动变化。

【注意事项】

1. 剪颅脑部位应适当，太高则脑组织部分残留，可能会出现自主活动；太低则伤及高位脊髓，可能使上肢的反射消失。

2. 破坏脊髓时应完全，以见到两下肢伸直，肌肉松软为指标。

3. 浸入硫酸中的部位应仅限于趾尖部位，每次浸入的范围，时间要相同，趾尖不能与培养皿接触。

4. 每次用硫酸刺激后，应立即用自来水洗去皮肤残存的硫酸，再用纱布揩干，以保护皮肤并防止再次接受刺激时冲淡硫酸溶液。

5. 剥离脚趾皮肤要干净，以免影响结果。

【思考题】

1. 上述实验结果，哪些反应属于反射活动，哪些反应不属于反射活动，为什么？

2. 为什么电刺激坐骨神经的中枢端，同侧和对侧后肢表现出不同的反应？

（苗维纳）

实验 37 脊髓反射

【实验目的】

学习测定反射时的方法，利用脊髓蛙观察脊髓反射活动及脊髓反射活动的基本特征。

【实验原理】

将动物的高位中枢切除，只保留脊髓的动物称为脊髓动物，此时，动物产生的各种反射活动为脊髓反射，如屈肌反射、腱反射、交叉伸肌反射、搔扒反射等；单纯的脊髓反射有利于观察和分析反射活动的总和、后放、扩散、抑制等特征。

完成某一反射所需要的时间称为反射时，即由刺激感受部分到反射活动出现所需要的时间。反射时的长短与反射弧在中枢交换神经元的多少及是否有中枢抑制存在以及刺激强度有密切关系。

【实验对象】

蛙或蟾蜍

【实验器材与药品】

1. 实验器材 蛙类手术器械，铁支架，双凹夹，金属杆，肌夹，刺激器，保护刺激电极，秒表，棉球，纱布，丝线，培养皿，烧杯，滤纸。

2. 实验药品 0.3%～0.5%硫酸溶液，任氏液，食盐结晶颗粒。

【实验方法与步骤】

制备脊髓蛙，参见实验 36。

【实验观察项目】

1. 观察脊髓反射活动

(1)交叉伸肌反射：用电刺激刺激脊髓蛙左后肢皮肤，其强度达到使左侧后肢发生屈曲，或使右侧后肢伸直为止。

(2)搔扒反射:将浸以硫酸溶液的小滤片(约 1cm×1cm),贴在脊髓蛙腹部下段皮肤上,可见四肢均向此处搔扒,直到除掉滤纸片为止。

2. 反射时的测定 分别将脊髓蛙左、右后肢的脚趾尖浸入装有 0.3%硫酸溶液的培养皿中(两侧浸没的范围应相等,仅限于趾尖),用秒表分别记录左、右后肢从浸入到后肢产生屈曲所需要的时间。然后用烧杯盛清水洗净皮肤上的硫酸,并用纱布揩干,重复三次,注意每次浸入的部位、时间必须一致,求其平均值即为反射时;用 0.5%硫酸溶液重复上述步骤。

3. 观察脊髓反射活动的基本特征

(1)总和:①空间总和:将两个刺激电极各连接至刺激器后,分别接触脊髓蛙同一后肢的相互紧靠的两处皮肤,并各自找出接近阈值的阈下刺激强度,当分别进行单个电刺激时均不引起反应,然后以同样的阈下刺激强度,同时刺激上述两处的皮肤,观察有无反射发生。②时间总和:用一个刺激电极,以其阈下刺激强度反复刺激同一处皮肤,观察有无反射发生。

(2)后放:用适宜强度的电刺激重复刺激脊髓蛙后肢皮肤,以引起脊髓蛙的反射活动后立即停止刺激,观察是否有连续的反射活动发生,并以秒表计算自刺激停止到反射动作结束之间的时间。比较强刺激与弱刺激的后放时间。

(3)扩散:以弱的电刺激重复刺激脊髓蛙的前肢,观察反应部位的范围。逐渐加大刺激的强度,观察在强刺激下其反应部位有无增加。

(4)抑制:①传入侧支抑制:测定反射时后,用血管钳夹住一侧前肢,待动物安静后,再重复测定该侧后肢的反射时,观察反射时有无延长。②中枢抑制谢切诺夫抑制、CereHoB 抑制:另取一只蟾蜍,沿蟾蜍眼睛后缘剪去头部(即相当于切除大脑半球部分),将下颌穿线,悬挂在固定于铁支架的金属杆上,测定反射时后,用滤纸将头部创口的血液拭干,取面较平、大小适宜的干燥盐结晶颗粒放于视丘断面上,待动物安静后,立即测定反射时,随后取去盐粒,将动物头朝下用任氏液充分洗涤视丘断面,再测反射时,比较结果有何不同(图 2-23)。

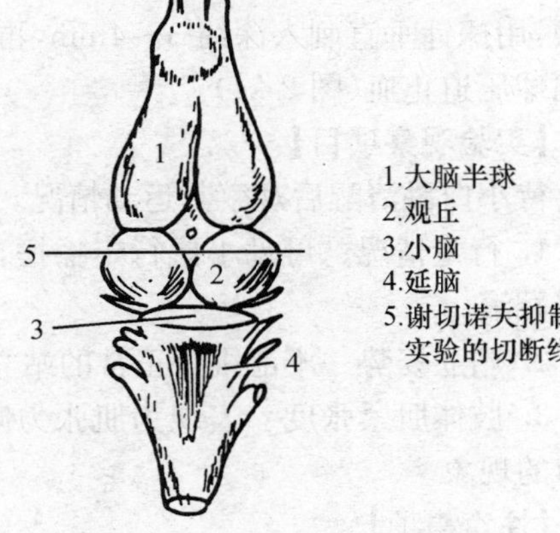

图 2-23 蛙脑示意图

【注意事项】

1. 剪掉蟾蜍颅脑时,应将蟾蜍的头部朝下,腹部朝上,以防止其蟾酥向人喷射。无蟾蜍时也可用蛙代替。

2. 接触电极的皮肤部位应有一定的湿度,以免皮肤过于干燥引起电阻增大,导致电流强度减少而影响刺激效应。

3. 找准刺激的阈值,以便确定阈下刺激与阈上刺激。

【思考题】

1. 影响反射时长短的主要因素是什么?

2. 以突触传递、中枢神经元之间联系方式和中枢抑制等理论知识,解释脊髓反射的总和、后放、扩散、抑制等现象的机制。

(苗维纳)

实验38 小白鼠小脑损伤的实验观察

【实验目的】

观察损伤小白鼠一侧小脑后，肌紧张失调和平衡功能障碍现象。

【实验原理】

小脑是中枢神经系统中最大的运动结构。前庭小脑（绒球小结叶）维持身体的平衡；脊髓小脑（小脑前叶和后叶的中间带）调节肌紧张与协调随意运动；皮层小脑（后叶外侧部）参与随意运动计划的形成和程序的编制。小脑损伤后可发生躯体运动障碍，表现为身体平衡失调，肌张力减弱以及共济失调。

【实验对象】

小白鼠

【实验器材与药品】

哺乳类动物手术器械，鼠手术台，探针，干棉球，纱布，200ml烧杯，乙醚。

【实验方法与步骤】

1. 术前观察　手术前观察正常小鼠的运动情况。

2. 麻醉　将小白鼠罩于烧杯内，然后放入一团浸透乙醚的棉球，待其呼吸变为深而慢且不再有随意运动时，将其取出。

3. 将小白鼠俯卧于鼠台上，用镊子提起头部皮肤，用剪刀在两耳之间头正中横剪一小口，再沿正中线向前方剪开长约1cm，向后剪至枕部耳后缘水平，将头部固定，用手术刀背剥离颈肌，暴露顶间骨，通过透明的颅骨可看到顶间骨下方的小脑，再从顶间骨一侧的正中，用探针垂直刺入深约3～4mm，再将探针稍作搅动，以破坏该侧小脑。探针拔出后用棉球压迫止血（图2-24）。

【实验观察项目】

待小白鼠清醒后观察其运动情况。

1. 行走情况　可见小鼠行走摇摆，总向伤侧的方向旋转或翻滚。

2. 站立姿势　不能维持正常的站立姿势。

3. 肢体肌紧张度　表现为肌张力减退，甚至于出现肌无力的现象。

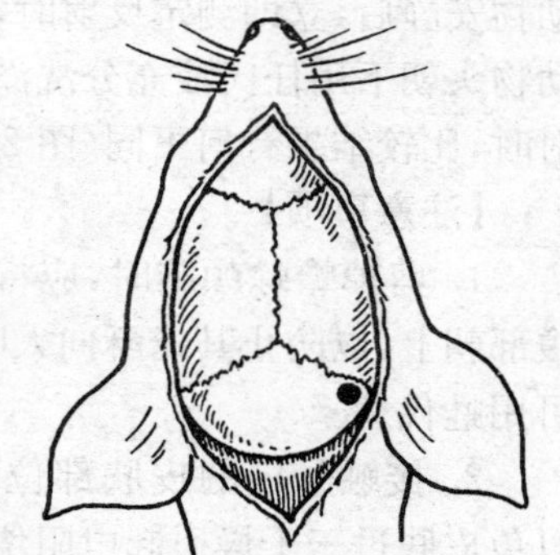

图2-24　破坏小白鼠小脑位置示意图，图中黑点示破坏小脑刺入处

【注意事项】

1. 麻醉不可过深，以防死亡，也不要完全密闭烧杯，避免窒息死亡。

2. 捣毁小脑时既不可刺入过深，以免伤及中脑、延髓或对侧小脑，也不能过浅，小脑未被损伤，反而成为刺激作用。

【思考题】

一侧小脑损伤会导致动物躯体运动和站立姿势发生何种变化，为什么？

（苗维纳）

实验39 去大脑僵直

【实验目的】

通过在上、下丘之间离断动物的脑干，观察去大脑僵直现象，加深理解中枢神经系统相关部位对肌紧张的调节作用。

【实验原理】

中枢神经系统对伸肌的紧张性具有易化与抑制的调节作用，通过这种调节，使骨骼肌保持适当的肌紧张，以维持机体的正常姿势。若在中脑上、下丘之间离断脑干，则切断了大脑皮质运动区和纹状体等神经结构与脑干网状结构的功能联系，使抑制肌紧张的作用减弱，而易化肌紧张的作用相对地加强。动物将出现四肢伸直、头尾昂起、背脊挺直的角弓反张现象，称为去大脑僵直。

【实验器材与药品】

1. 实验器材 哺乳动物手术器械，颅骨钻，小咬骨钳，骨蜡或止血海绵，气管插管，纱布，脱脂棉。

2. 实验药品 20%氨基甲酸乙酯(urethane)，2%普鲁卡因(procaine)，生理盐水，液体石蜡。

【实验对象】

家兔

【实验方法与步骤】

1. 麻醉 从兔耳缘静脉缓慢注射20%氨基甲酸乙酯溶液(4.0ml/kg体重)。

2. 手术 将兔仰卧位固定于手术台上，剪去颈部的兔毛，沿正中线切开颈部皮肤，分离皮下组织和肌肉，暴露气管，作气管插管；然后找出两侧颈总动脉，分别穿线备用。将兔改为俯卧位，固定头部，剪去头顶部的毛，从两眉间至枕部沿矢状缝将头皮切开，用刀柄向两侧剥离骨膜与肌肉，扩大颅骨暴露面。在顶骨两侧旁开矢状缝左右0.5cm处各钻一孔，用小咬骨钳沿骨孔朝后将创口扩大至枕骨结节，暴露双侧大脑半球的后缘，用一注射针头将硬脑膜挑起，小心剪开，暴露出大脑皮质。结扎两侧颈总动脉。

3. 横断脑干 松开兔的四肢，左手将动物的头托起，右手用手术刀柄从大脑半球后缘轻轻翻起枕叶，即可见到中脑四叠体的上、下丘部分，在上、下丘之间将刀柄向裂口方向呈45°的角度横切至颅底，将脑干完全离断(图2-25)。

【实验观察项目】

1. 将兔侧卧位放置于地上，几分钟后可见兔的四肢逐渐变硬伸直，头部昂起，尾部上翘，呈角弓反张状态，即为去大脑僵直现象(图2-26)。

2. 待出现明显的僵直现象后，在下丘稍后再次切断脑干，观察肌紧张变化。

【注意事项】

1. 动物麻醉宜浅，麻醉过深将影响去大脑僵直的出现，手术中动物因麻醉过浅而挣扎时，可用适量普鲁卡因作局部麻醉。

2. 开颅在接近骨中线和枕骨时，应避免伤及矢状窦而致大出血。可先暂时保留该处颅骨，小心将矢状窦与头骨内壁剥离后，再轻轻去除保留的颅骨，并用缝合针在矢状窦的前后各穿一线结扎。

3. 切断脑干部位要准确，过低将伤及延髓，导致呼吸停止；过高则不易出现去大脑僵直现象。

4. 脑干横断几分钟后，未见明显的僵直现象，可用牵拉四肢（肢体伸肌传入），扭动颈部（颈肌传入）、动物仰卧（前庭传入）等方法，使僵直易于出现。

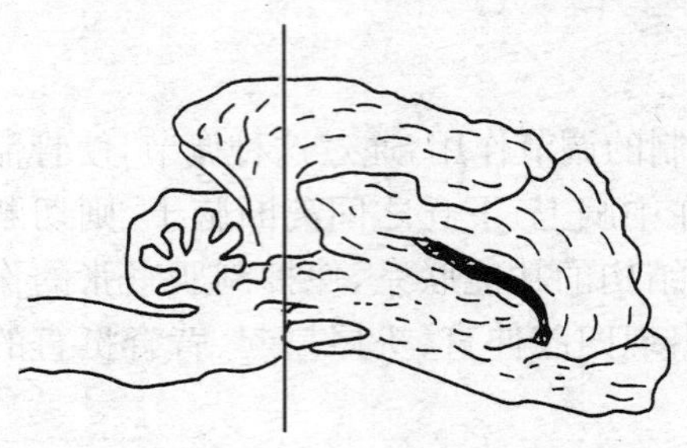

图 2-25 在上、下丘之间切断脑干示意图
（引自沈岳良主编. 现代生理学实验教程. 北京：科学出版社，2002）

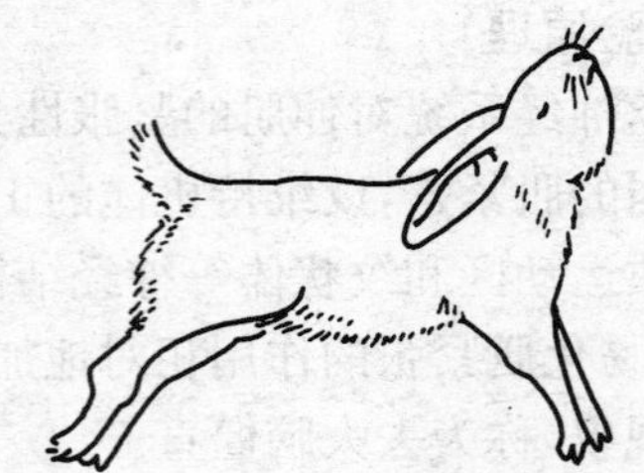

图 2-26 兔的去大脑僵直现象示意图
（引自沈岳良主编. 现代生理学实验教程. 北京：科学出版社，2002）

【思考题】

将去大脑动物的背根切断，会出现什么结果？为什么？

（何承敏 尤行宏）

实验 40 家兔大脑皮质运动区的功能定位

【实验目的】

通过电刺激家兔大脑皮质的不同区域，观察相关肌肉的收缩活动，了解大脑皮质运动区与肌肉运动的定位关系及其特点。

【实验原理】

动物和人的躯体运动受大脑皮质控制。大脑皮质运动区在皮层中有着精细的功能定位，刺激皮层运动区不同部位，能引起躯体特定部位的肌肉发生短促收缩。皮层运动区对肌肉运动的支配呈秩序排列，且随着动物的进化逐渐精细，在较低等的哺乳类动物如兔、鼠，其大脑皮质运动区功能定位已具有一定雏形，高等灵长类动物和人的中央前回最为明显。

【实验器材与药品】

1. 实验器材　哺乳动物手术器械，兔头固定架，颅骨钻，小咬骨钳，电刺激器，刺激电极，骨蜡或止血海绵，气管插管，纱布，脱脂棉。

2. 实验药品　20%氨基甲酸乙酯，2%普鲁卡因，生理盐水，液体石蜡。

【实验方法与步骤】

1. 麻醉　从兔耳缘静脉缓慢注射 20%氨基甲酸乙酯溶液（4.0ml/kg 体重）。

2. 手术　动物麻醉后，将兔仰卧固定于手术台上，剪去颈部的兔毛，切开颈部皮肤，分离皮下组织和肌肉，作气管插管。再将兔改为俯卧位，固定四肢，并把头固定在头架上，剪去头顶的毛，从眉间至枕部沿颅顶正中线切开头皮，用刀柄向两侧剥离肌肉与骨膜，暴露头顶骨缝标志。用颅骨钻在冠状缝后，矢状缝旁开 0.5cm 处钻开颅骨（图 2-27），然后以小咬骨钳扩大创口。扩创时切勿伤及硬脑膜与矢状窦，颅骨创口出血时，可用骨蜡止血。用一注射针头将硬脑膜挑起，并用眼科剪小心剪去硬脑膜，暴露两侧大脑皮质。在暴露的脑组织表面滴加 37℃左右的液体石蜡，以保护脑组织。手术完毕后放松兔的四肢与头部。

【实验观察项目】

1. 自绘一张皮层轮廓图，以备记录使用。

2. 观察电刺激大脑皮质引起骨骼肌的运动　接通电刺激器的电源，选择合适的刺激参数：波宽 0.1～0.2ms，频率 20～50Hz，强度 10～20V。将刺激电极与电刺激器相连，按照图 2-28 所示，逐点刺激一侧皮层不同区域。每次刺激持续时间 5～10s，刺激完毕后休息 1～2 分钟。观察刺激引起的肢体和头面部运动情况，并将结果标记在皮层轮廓图上，并与图 2-28 进行比较。

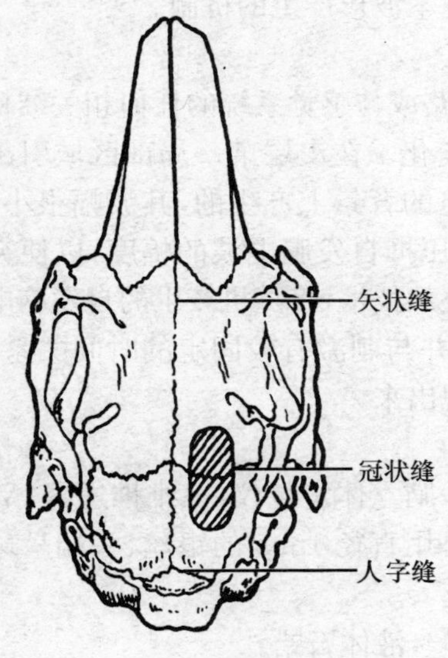

图 2-27　兔颅骨标志示意图

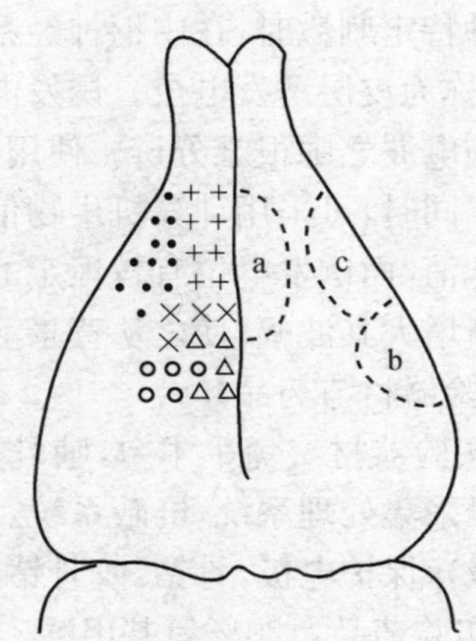

图 2-28　兔大脑皮层刺激效应区示意图

a：中央后区；b：脑岛区；c：下颌运动区
Δ：前肢；O：头、下颌；×：前肢和后肢；
+：颜面肌；·：下颌

3. 一侧完成后，在另一侧皮层上重复上述过程。

【注意事项】

1. 麻醉不宜过深，否则将影响实验效果。若麻醉过浅妨碍手术进行时，可用适量普鲁卡因作局部麻醉。

2. 颅骨扩创时应注意防止出血和保护大脑皮质。

3. 为防止刺激电极对大脑皮质的机械损伤，可将银丝电极的尖端烧成球形。

4. 刺激点由前向后，由内向外依次刺激，每隔 0.5mm 为一刺激点，每次刺激强度以出现反应为度，刺激时间要足够。

【思考题】

1. 大脑皮质运动区有哪些功能特征?

2. 刺激大脑皮质引起躯体运动的神经通路是什么?

(何承敏　尤行宏)

实验41　家兔诱发电位的测定

【实验目的】

观察电刺激家兔外周神经在大脑皮质相应区域引出的诱发电位及其一般特征。学习计算机叠加平均技术检测诱发电位的方法,分析其基本波形产生的机制。

【实验原理】

诱发电位是指外周感觉器官、感觉神经、感觉通路或与感觉系统的任何相关结构受到外加一种特定刺激时,在中枢神经系统引发的电位变化。在皮层某一局部区域引出的诱发电位,称为皮层诱发电位。诱发电位是在自发脑电的背景上产生的,其波幅很小,夹杂在自发脑电波之中很难分辨。使用深度麻醉方法可压抑自发脑电波的幅度,以便突出诱发电位。同时,可采用计算机生物信号处理系统的叠加技术,将随机产生的自发脑电和噪音互相抵消,而诱发电位有较恒定的潜伏期主反应,并与刺激有较固定的时间关系,叠加则可逐渐增大其波幅,使之从背景活动中分离和显现出来。

【实验器材与药品】

1. 实验器材　兔手术台,哺乳类动物手术器械,脑立体定位仪,三维推进器,Medlab生物信号采集处理系统,屏蔽系统,皮层引导电极(可用直径1mm的银丝、头端呈球形的银球电极),保护电极,骨钻,咬骨钻,骨蜡,滴管,棉花。

2. 实验药品　20%氨基甲酸乙酯,生理盐水38℃,液体石蜡。

【实验方法与步骤】

1. 麻醉　取家兔,称重,用20%氨基甲酸乙酯溶液5ml/kg行耳缘静脉注射。实验中可酌情补充麻醉用药量,麻醉深度一般以呼吸维持在20次/分左右为宜,此时自发脑电波较小。

2. 气管插管　将家兔仰卧固定于兔手术台上,行气管插管术。

3. 分离桡浅神经　将家兔俯卧固定,在左前肢肘部的桡侧切开皮肤、筋膜,在肌缝中寻找分离桡浅神经约3cm长,用蘸有38℃液体石蜡的棉花包裹保护之,并用止血钳夹闭皮肤切口,以便实验备用。

4. 颅顶部手术　将兔头固定于脑立体定位仪上,剪除头顶部兔毛,沿头顶正中线切开皮肤5~7cm,用刀柄钝性分离骨膜,暴露颅骨骨缝。在矢状缝右侧2~10mm、冠状缝前后各5mm范围内的位置上,先用骨钻开孔,再用咬骨钳逐步咬去上述范围内的颅骨。如有出血,可用骨蜡止血。在暴露的大脑皮质上滴加少许38℃液体石蜡,以防皮层干燥和冷却。

5. 连接与开启实验装置

(1)用保护电极将已分离的桡浅神经勾好，并用液体石蜡棉球保护，无关电极夹在头皮切口边缘上，将动物妥善接地。

(2)将皮层引导电极装在脑立体定位仪的三维推进器上，移动三维推进器，使引导电极头端的银球通过颅顶的小孔与皮层表面接触。引导电极尾端和保护电极分别与 Medlab 生物信号采集系统的输入和刺激输出接口相连。

6. 定制实验，记录诱发电位

(1)打开计算机，启动生物信号采集处理系统，点击面板“实验/实验项目”，按计算机提示逐步进入“家兔大脑皮质诱发电位”实验项目，按表 2-16 进行本实验参数设置。

表 2-16　Medlab 系统实验参数设置

采　样	参　数		刺　激	参　数
显示方式	示波器		刺激方式	主周期刺激
触发方式	刺激器触发		主周期	2s
采样间隔	20μs		幅度	0.5v
采样通道	1(AC)	4	脉冲数	1
处理名称	脑电	刺激标记	波宽	0.1ms
放大倍数	10000	5～50	间隔	50ms
滤波	全通 10kHz	全通 100Hz	延时	1ms
X 轴压缩比	10∶1	10∶1	周期数	连续
Y 轴压缩比	4∶1	64∶1		

(2)描记诱发电位，观察波形特征，稳定后进行实验观察项目。

【实验观察项目】

1. 刺激前先记录麻醉状态时的皮层自发脑电，观察其振幅、频率和波形的变化。如果自发脑电振幅过大时，可适量追加麻醉剂量。

2. 刺激桡浅神经，可见同侧肢体轻微抖动，逐渐增加刺激强度，观察辨认皮层诱发电位。如果诱发电位不明显，可移动引导电极的位置，逐点探查，以寻找诱发电位幅度最大且较恒定的最佳点和诱发反应区。

3. 用 1Hz 的连续脉冲刺激桡浅神经，注意在显示屏上观察诱发电位图像(图 2-29)。在其皮层引出的诱发电位可由主反应和后发放两部分构成。主反应的潜伏期一般为 5～12ms，其极性一般表现为先正后负，它很可能是皮层大锥体细胞电活动的总和反应。后发放是主反应之后出现的一系列正相周期性电位变化，它可能是皮层与丘脑感觉接替核之间环路电活动的结果。

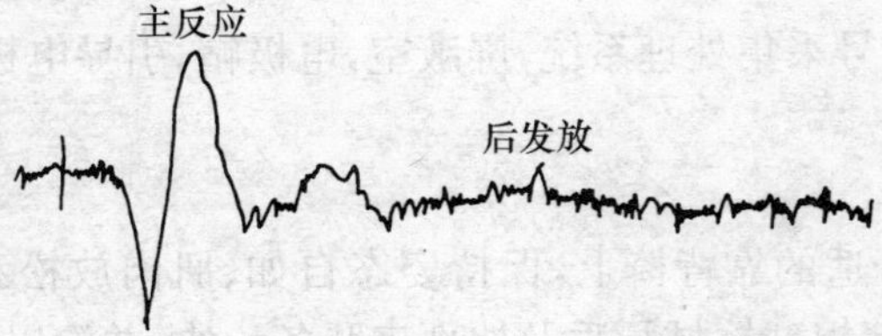

图 2-29　家兔大脑皮质诱发电位波形示意图(叠加)

【注意事项】

1. 麻醉深度以尽可能减小自发脑电幅度、保持其稳定为准。
2. 开颅时注意避免损伤血管、小心勿伤及脑组织。
3. 对暴露的神经和皮层，要注意经常保温与防止干燥。
4. 银球电极接触皮层时要松紧适度，切勿深压，以免损伤皮层、影响实验结果。
5. 仪器和动物必须接地良好，排除干扰。
6. 实验动物应放在屏蔽箱内或在屏蔽室内进行实验，以防交流电干扰。

【思考题】

1. 试分析决定皮层诱发电位潜伏期长短的因素。
2. 如何从自发脑电活动中识别诱发电位？

（何承敏　尤行宏）

实验 42　人体脑电图描记

【实验目的】

学习人体脑电图的描记方法；观察正常人清醒状态时的脑电图，并初步分析其波形。

【实验原理】

大脑皮质神经元经常自发地产生持续不断的节律性电位变化，称为自发脑电活动。借助于安置在头皮上的引导电极，通过电生理仪器（脑电图机或生物信号采集处理系统）所记录到的自发脑电波，称为脑电图。目前认为，脑电波主要是由大量皮层神经元同步产生的突触后电位，通过总和而引起的皮层表面电位变化。

正常人的脑电图（EEG）波形按其频率、振幅和生理特征的不同，可分为四类：α 波（8～13Hz、20～100μV）、β 波（14～30Hz、5～20μV）、θ 波（4～7Hz、100～150μV）和 δ 波（0.5～3Hz、20～200μV）。

一般地说，α 波是大脑皮质在安静状态时电活动的主要表现，β 波是皮层处于紧张活动状态时的主要脑电活动表现，而 θ 波或 δ 波则是皮层处于抑制状态时的主要脑电波。α 波是脑电图的基本节律，主要出现在大脑半球的后半部，特别是枕叶部位，正常人在清醒、安静、闭目时即出现，可持续 1～2 秒。当受试者睁眼或接受其他刺激时，α 波立即消失而呈现快波（β 波），这一现象称为 α 波阻断。

【实验器材与药品】

脑电图机或生物信号采集处理系统，屏蔽室，电极帽，引导电极，电极糊，2.5％碘酒与 75％酒精棉球。

【实验方法与步骤】

1. 受试者静坐于舒适的靠背椅上，保持姿态自如、肌肉放松和清醒状态。戴上松紧带电极帽。用碘酒、酒精棉球擦拭耳垂及枕部皮肤各一块，并涂以电极糊。枕部安置引导电极，耳垂放置参考电极，并分别与脑电图机面板上通道 1 和通道 2 输入接口相连接，或与生物信号采集处理系统输入接口相连接。

2. 定制实验，记录脑电图

(1)打开计算机，启动生物信号采集处理系统，点击面板“实验/实验项目”，按计算机提示逐步进入“人体脑电图”实验项目。按表 2-17 的仪器参数设置进行本实验。

表 2-17 仪器参数设置表

系 统	参	数
脑电图机	整机灵敏度	100mV/cm
	时间常数	0.1～0.3s
	高频滤波	30～100Hz
	走纸速度	1～3cm/s
Medlab 系统	显示方式	示波器
	采样间隔	1ms
	X 轴压缩比	10∶1
	通道	通道 1　通道 2
	DC/AC	AC　AC
	处理名称	脑电　脑电
	放大倍数	10000　10000
	Y 轴压缩比	4∶1　4∶1

(2)描记脑电图，观察波形特征，稳定后进行实验观察项目。

【实验观察项目】

1. 嘱受试者安静、闭目，不思考问题，观察有无 α 波出现，注意 α 波节律。

2. 待 α 波出现后，嘱受试者睁眼 3～5 秒钟，观察有无 α 波阻断现象出现，如此反复进行多次。

3. 受试者在安静、闭目情况下，接受一声音刺激，观察 α 波是否减弱或消失。

4. 待 α 波节律恢复后，再嘱受试者计算较复杂的算术题，观察其计算过程中的 α 波阻断现象。

【注意事项】

1. 注意保持室内安静，室温在 20℃左右，光线宜稍暗。

2. 嘱受试者尽量放松精神、松弛肌肉，以防肌电干扰。

3. 人体要接地，实验应在屏蔽室进行，以防外界干扰。

【思考题】

1. 自发脑电活动与皮层诱发电位有何区别?

2. 如何识别 α 波节律与 α 波阻断?

(何承敏 尤行宏)

第九节　感觉器官功能实验

实验 43　人体视野的测定

【实验目的】

通过实验掌握视野测定的方法，了解正常人的白、红、黄和绿色的视野和视野测定的意义。

【实验原理】

视野是指单眼固定注视前方某一点不动时，该眼所能看到的范围。视野的界限是以它和视轴形成的夹角大小表示。视野的大小和形状与各类感光细胞在视网膜中的分布范围有关，也受面部结构（鼻和额）阻挡视线的影响。正常人的视野是鼻侧和额侧范围较窄，颞侧和下侧范围较宽；白色视野最大，其次为蓝色，再次为红色，绿色最小。

【实验器材】

视野计，白、红、绿、蓝彩色视标，视野图纸，彩色笔。

【实验方法与步骤】

1. 熟悉视野计构造　最常用的弧形视野计（图 2-30）是一个半圆形的金属弧架，安在支架上，可绕水平轴作 360°的旋转，旋转的角度可以从分度盘上读出。弧架的中央有一圆形小镜或白圆点，作为单眼凝视的目标物，其与视网膜的中央凹形成视轴。弧架外面有刻度，其表示由该点射向视网膜周缘的光线与视轴所形成的夹角，视野界限以此夹角的角度来表示。弧架的对面支架上设有下颌托和眶托。

2. 将视野计置于光线充足的桌面上，受检者背光而坐，下颌放在下颌托上，眼眶下缘靠在眶托上，调整下颌托高度，使眼与弧架中央的圆形小镜或白色圆点位于同一水平面上。

3. 受检者一眼凝视弧架中央的圆形小镜，另一眼用遮光板遮住。检查者沿弧架内面的周边向中央缓缓移动各色视标，并随时询问是否看到视标。当受检者看到视标时，检查者将视标向周边倒移一段距离，然后再向中央移动，如此重复测定，待测得一致结果后，记下弧架上的刻度，并及时标在视野图纸（图 2-31）的相应经纬度上。用相同的方法，从弧架另一端测得对侧的度数并标在视野图上。

4. 将弧架依次转动 45°角，重复上述测定。共测定四次，可测得 8 个点，将标在视野图上的 8 个点依次连接，便得到被测眼的某一颜色的视野范围（测定的角度越小，次数越多，其视野范围越精确）。

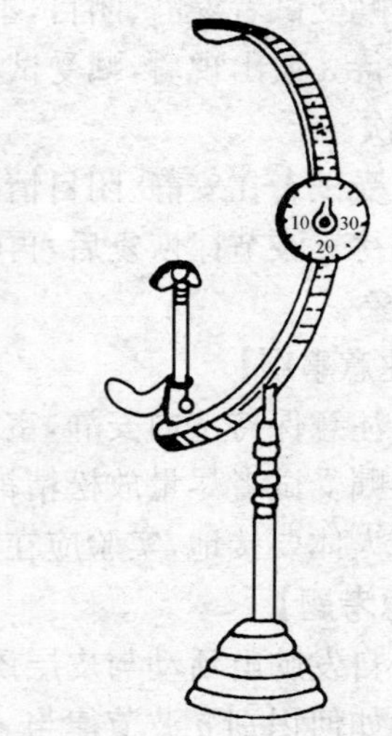

图 2-30　弧形视野计

（引自沈岳良主编．现代生理学实验教程．北京：科学出版社，2002）

【实验观察项目】

1. 测定左眼的白、红、蓝、绿色的视野并标在视野图上。

2. 测定右眼的白、红、蓝、绿色的视野并标在视野图

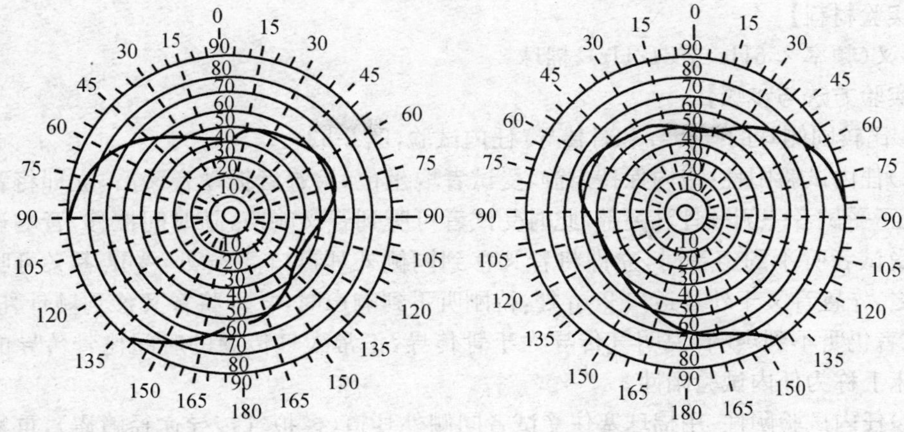

图 2-31 视野图纸

（引自沈岳良主编.现代生理学实验教程.北京:科学出版社,2002）

上。

【注意事项】

1. 测定时,眼必须与弧架的中央小镜保持同一水平。

2. 整个测定过程中,被测眼应始终凝视弧架的中央小镜,只能用"余光"观察视标。检查者不得暗示。

3. 测定有色视野时,需待受检者辨出视标的颜色(不仅仅看到视标)才能记录刻度。

4. 实验过程中,受检者可略作休息,避免眼睛疲劳而影响实验结果。

【思考题】

视野的形状有什么特征?其产生原因是什么?

(杨午鸣)

实验 44 声音的传导途径

【实验目的】

学习听力检查方法,比较空气传导和骨传导的听觉效果,了解听力检查在临床上的意义。

【实验原理】

声音由外界传入内耳可以通过两条途径:①气传导:声音经外耳、鼓膜、听小骨链和卵圆窗传入内耳。②骨传导:声音直接作用于颅骨、耳蜗耳壁传入内耳。正常人气传导远远大于骨传导,比较两种声音传导途径特征,是临床上用来鉴别神经性耳聋和传导性耳聋的方法。若骨传导的效果接近或超过气传导,则为传导性耳聋;若骨传导发生障碍,两耳骨传导不等,患侧减弱,则为神经性耳聋。

【实验对象】

人

【实验材料】

音叉(频率256Hz或512Hz)、棉球。

【实验方法与步骤】

1. 比较同侧耳的气传导和骨传导(任内试验,图2-32)。

(1)任内试验阳性:室内保持肃静,受试者取坐位,检查者振动音叉后,立即将音叉柄底端置于受试者一侧颞骨乳突部,此时受试者可听到音叉响声,随时间推移,音响逐渐减弱,当受试者听不到声音时,立即将音叉移到同侧外耳道口2cm处,受试者又可听到响声,反之,先置音叉于外耳道口2cm处,待刚听不到响声时,立即将音叉移到颞骨乳突处,如受试者仍听不到声响,说明气传导大于骨传导,正常人气传导的时间比骨传导的时间长,临床上称为任内试验阳性。

(2)任内试验阴性:用棉球塞住受试者同侧外耳道(模拟气传导途径障碍),重复上述实验步骤,会出现气传导时间短于骨传导时间,临床上称为任内试验阴性。

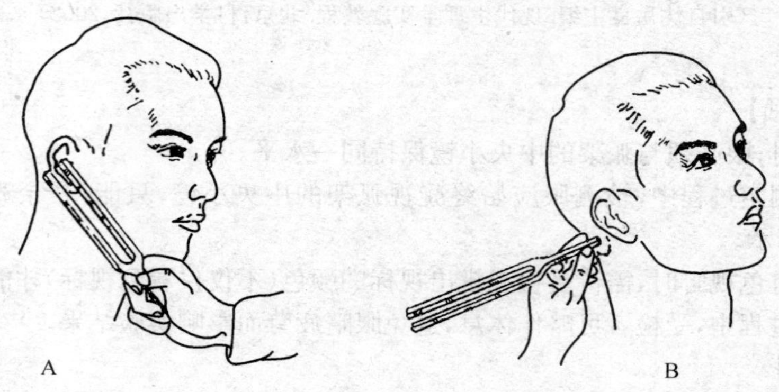

图2-32 任内试验

(引自沈岳良主编.现代生理学实验教程.北京:科学出版社,2002)

2. 比较两耳骨传导(魏伯实验)

(1)实验者将震动的音叉底端置于受试者前额正中发际处或颅顶正中处,令其比较两耳听到的声音强度是否相等。正常人两耳所感受的声音强度是相等的。

(2)用棉球塞住受试者一侧外耳道,重复上述实验,询问受试者两耳听到的声音强度是否一样,偏向哪侧。传导性耳聋偏向患侧,神经性耳聋偏向健侧。

【注意事项】

1. 振动音叉时不要用力过猛,可用手掌、橡皮锤敲击,切忌在坚硬物体上敲击,以免损坏音叉。

2. 在操作过程中只能用手指持音叉柄,避免音叉臂与皮肤、耳廓、毛发等物体接触而影响振动。

3. 将音叉放到外耳道口时,应将音叉臂的振动方向正对外耳道口,相距外耳道2cm。

【思考题】

根据任内实验和魏伯实验,如何鉴别传导性耳聋和神经性耳聋?

(方志斌)

实验45　豚鼠耳蜗微音器电位和听神经动作电位的观察

【实验目的】

学习耳蜗微音器电位和听神经动作电位的记录方法，观察耳蜗微音器效应。

【实验原理】

声波传入内耳耳蜗时，在耳蜗处可记录到一种与声波的波形、频率相一致的电位变化，称为耳蜗微音器电位。耳蜗微音器电位是耳蜗将声波刺激的机械能转换为听神经动作电位过程中产生的一种电位变化，属于感受器电位，是毛细胞产生的。用电极将耳蜗微音器电位引导至放大器放大后，输入扩音器，就可听到与刺激声波相同的声音，称此为耳蜗微音器效应。

【实验器材与药品】

哺乳类动物手术器械，小骨钻，放大镜，示波器，前置放大器，音频振荡器（附加扬声器），刺激器，扩音器，银丝引导电极（直径 0.3～0.5mm，尖端熔成小球），20％氨基甲酸乙酯。

【实验方法与步骤】

1. 连接仪器　将引导电极和参考电极连接到前置放大器的输入端。前置放大器的输出端与扩音器及示波器相连。刺激器的输出端与豚鼠耳旁的扬声器相连。将刺激器的触发同步与示波器的扫描同步。手术前将各仪器接通电源预热。

2. 手术　取体重约 200～300g 的豚鼠一只，用 20％的氨基甲酸乙酯溶液，按 6mg/kg 体重作腹腔注射。待动物麻醉后，沿耳廓根部后缘切开皮肤，分离组织，剔净肌肉，暴露外耳道口后方的颞骨乳突部。注意勿伤及血管，用针头在乳突上刺一小孔，再仔细扩大成直径为 3～4mm 的骨窗。经此处向前方深部窥视，在相当于外耳道口内侧的深部，可见一边缘不规整的小孔即为圆窗，圆窗口朝向外上方，其直径约为 0.8mm（图 2-33）。

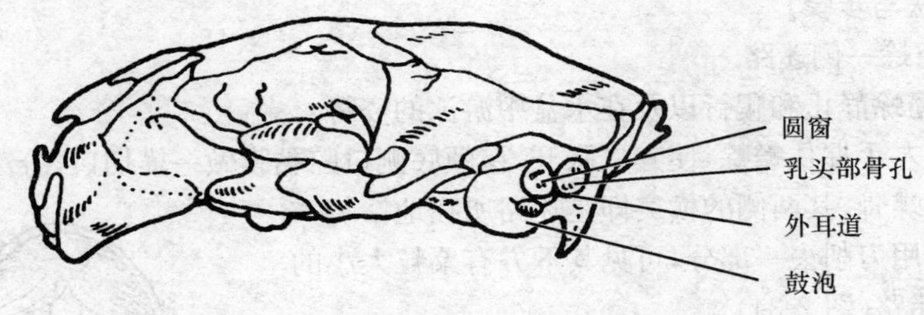

图 2-33　豚鼠头骨示意图

3. 引导微音器电位　将豚鼠头侧卧以便于电极插入，将引导电极轻轻插入，使电极球端与圆窗膜接触，注意勿将圆窗膜碰破，否则外淋巴液流出，微音器效应将明显减小。无关电极可夹在伤口皮肤上。

【实验观察项目】

1. 对着豚鼠耳朵说话或拍手，注意倾听扩音器是否发出同样的声音。

2. 启动刺激器，使扬声器发出短声，调节刺激器的输出强度和延迟，观察示波器荧光屏上刺激伪迹后的微音器电位以及在微音器电位之后的耳蜗神经动作电位。计算从刺激伪迹到微音器电位开始的时间(潜伏期)。

3. 将刺激器与扬声器相连的两条导线互换(改变极性),观察微音器电位的位相变化,并注意此时耳蜗神经动作电位的位相是否有变化。

【注意事项】

插入引导电极时,注意勿将圆窗膜碰破,否则外淋巴液流出,微音器效应将明显减小。

【思考题】

耳蜗微音器电位和听神经动作电位有何不同?

(刘志敏)

实验 46　动物一侧迷路破坏后效应的观察

【实验目的】

观察动物在内耳迷路损伤后的表现,以了解前庭器官的功能。

【实验原理】

迷路中的前庭器官(球囊、椭圆囊和半规管)是感受头部空间位置与变速运动的器官,通过反射可调节肌紧张、维持身体姿势的平衡。当动物的一侧迷路被破坏后,其肌紧张协调发生障碍,不能维持正常姿势,出现异常的运动。

【实验对象】

蟾蜍,豚鼠

【实验器材与药品】

蛙类动物手术器械,或哺乳类动物手术器械,氯仿,滴管,纱布,止血(明胶)海绵,水盆等。

【实验方法与步骤】

1. 破坏蟾蜍一侧迷路

(1)观察蟾蜍静止和爬行以及在水盆中游泳的姿势。

(2)手术:左手握住蟾蜍,使其口张开,在颅底侧口腔黏膜做一横切口,分离粘膜,暴露出"十"字形副蝶骨,其两侧的横突即是迷路所在地。将一侧横突的骨质用刀削去一部分,可见其下方有粟粒大小的小白点,即为迷路(图 2-34)。

(3)破坏迷路:用探针刺入小白点,捣毁迷路。静待数分钟后观察效应。

2. 麻醉豚鼠一侧迷路

(1)观察蟾蜍在实验台上运动的姿势。

(2)使豚鼠侧卧,拽一侧耳廓,用滴管向外耳道深处滴入氯仿 2～3 滴,并使动物保持侧卧位,不让头部扭动,持续大约 10 分钟左右。

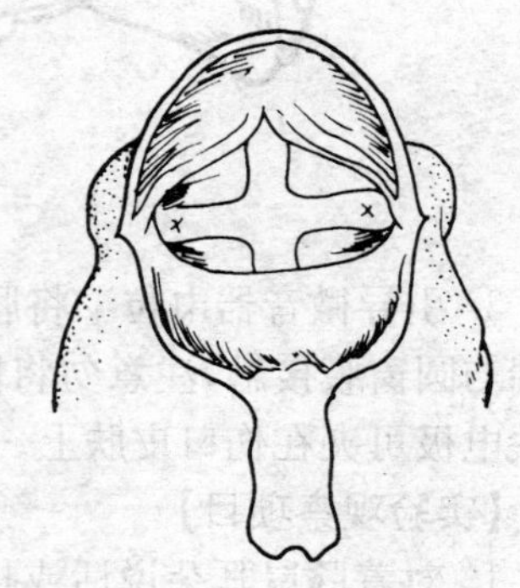

图 2-34　蟾蜍两侧迷路的位置

X 表示迷路的位置

【实验观察项目】

1. 破坏蟾蜍一侧迷路后效应的观察

(1)观察蟾蜍爬行时,是否偏向破坏迷路一侧。

(2)观察蟾蜍在水盆中游泳时,是否偏向破坏迷路一侧游泳。

2. 麻醉豚鼠一侧迷路后效应的观察

(1)观察豚鼠的头是否开始偏向迷路被麻醉的一侧,是否出现眼球震颤(一般可维持约30分钟左右)。

(2)观察豚鼠自由活动时,是否偏向迷路被麻醉一侧作旋转运动。

【注意事项】

氯仿一定要滴入外耳道深处,如果滴2滴不出现任何改变,可再滴入2滴。

【思考题】

动物一侧迷路被破坏或被麻醉时,其姿势和运动出现障碍的主要原因是什么?

(刘志敏)

第十节　内分泌系统实验

实验47　甲状腺激素对动物代谢的影响

【实验目的】

观察甲状腺激素对动物新陈代谢的作用,加深对甲状腺在调节机体新陈代谢中重要作用的认识。

【实验原理】

甲状腺是体内新陈代谢重要的调节器官,甲状腺激素主要有四碘甲腺原氨酸和三碘甲腺原氨酸两种。四碘甲腺原氨酸(T_4),即是通常所说的甲状腺素。甲状腺激素可使绝大多数组织的产热量和耗氧率增加,尤其以心、肝、骨骼肌和肾等组织最为显著。甲状腺激素促进小肠粘膜对糖的吸收,增强糖原分解,加强外周组织对糖的利用,促进脂肪酸氧化,总之,提高基础代谢率是甲状腺激素最显著的效应。

【实验对象】

小白鼠

【实验器材与药品】

1. 实验器材　广口瓶,橡皮塞,氧气囊,碳酸钠钙,螺旋夹,水检压计,10ml注射器。

2. 实验药品　甲状腺素,**甲巯咪唑(tapazole)**。

【实验方法与步骤】

1. 动物分组和动物模型制备　在实验前10～15天选择25g左右的健康雄性小白鼠15～20只,秤重、编号,分为3组。

(1)第1组为甲亢组:每只小白鼠每天灌(胃)服干甲状腺片5mg(片剂用清水调匀),连续给予7～10天,以制备成甲状腺功能亢进动物模型。

(2)第 2 组为甲减组：每只小白鼠每天灌(胃)服甲巯咪唑 1mg(片剂用清水调匀)，连续给予 7～10 天，以制备成甲状腺功能低下动物模型。

(3)第 3 组为正常对照组：与前 2 组动物喂食及生活条件相同，但不给予药物。

2. 基础代谢率测定

(1)基础代谢率测定方法：采用闭合式间接测量能量代谢的实验方法(参见实验 37 小白鼠能量代谢的测定)。

(2)用药前各组进行基础代谢率测定，作为对照基础水平。用药后(经过 7～10 天的给药和饲养后)，以上各组动物进行基础代谢率测定。

【实验观察项目】

1. 用药前后基础代谢率进行对比统计学处理。

2. 各实验组与对照组进行组间对比统计学处理。

【注意事项】

基础代谢率测定之前要禁食 12～14 小时，环境温度保持在 20～25℃，并限制小白鼠的活动，最好将其装在小白鼠笼内(笼长 12cm，直径 4cm)。

【思考题】

甲亢和甲减时，机体的新陈代谢有哪些改变？

(李国彰)

实验 48 动物肾上腺摘除后效应的观察

【实验目的】

观察动物肾上腺摘除的效应，加深对肾上腺功能的认识。

【实验原理】

肾上腺包括肾上腺皮质和肾上腺髓质两部分，因此肾上腺实际上是两种内分泌腺。肾上腺皮质尤其重要，肾上腺皮质分泌类固醇激素(盐皮质激素、糖皮质激素和性激素)，这些激素作用广泛，在维持人体基本的生命活动方面起着非常重要的作用。当机体受到各种有害刺激(如创伤、手术、疼痛、饥饿、寒冷等)时，由于糖皮质激素作用，产生一系列的适应性和耐受性的反应，即应激反应。此外，交感-肾上腺髓质系统也参与应激反应。因此，摘除动物肾上腺后将会导致肾上腺功能不全，甚至危及生命。

【实验对象】

大白鼠

【实验器材与药品】

1. 实验器材 哺乳动物手术器械 1 套，玻璃罩或烧杯，蛙板，水槽，棉球，纱布等。

2. 实验药品 乙醚，生理盐水，75%酒精。

【实验方法与步骤】

1. 动物分组 选择 120g 左右的健康雄性大白鼠 20～25 只，秤重、编号，分为 4

组。

(1)第1组为肾上腺摘除＋清水组：本组大白鼠单纯切除肾上腺。

(2)第2组为肾上腺摘除＋盐水组：本组大白鼠切除肾上腺后，给予大白鼠饮用盐水。

(3)第3组为肾上腺摘除＋泼尼松组：本组大白鼠切除肾上腺后，给予泼尼松，每天灌服2次，每次50μg。

(4)第4组为对照组(假手术组)：与上3组相同进行手术切开，腹腔探察肾上腺，但不切除肾上腺，以作为对照。

2. 肾上腺摘除术　手术准备：首先将大白鼠放入玻璃罩内，然后将浸有乙醚的棉球放入玻璃罩内，使其麻醉。麻醉后，将大白鼠俯位固定在蛙板上。背部剪毛备皮，用75％酒精消毒手术部位的皮肤和术者双手。与此同时，将手术器械置于搪瓷盘内用75％酒精浸泡消毒10分钟，备用。

手术过程：先在背部正中线作一长约3cm皮肤切口，前端起自第10胸椎水平。继而分离肌层，在左肋弓下缘中线旁开1cm处，作一长约1.5cm的斜向切口，撑开切口暴露视野，用盐水纱布推开腹腔内的脏器和组织，便可在肾的上方找到淡黄色的肾上腺(图1-18)，其周围被肾脂肪囊包裹。用小镊子紧紧夹住肾与肾上腺之间的血管和组织，再用眼科剪将肾上腺摘除。断端血管要夹住，待血止住方可松开镊子。

采用上述相同的方法摘除右侧肾上腺，右侧肾上腺位置略高于左侧肾上腺，而且靠近腹主动脉和下腔静脉，手术要小心，避免伤及大血管。

肾上腺摘除完毕，依次用细丝线缝合基层和皮肤的切口。最后用75％的酒精消毒皮肤的缝合口。

3. 手术后各组大白鼠应在同样的条件下喂养

(1) 室温应保持在20～25℃之间。

(2) 喂以高蛋白、高能量的饲料。

(3) 饮水供应充分。

(4) 单笼喂养。

【实验观察项目】

1. 肾上腺摘除对大白鼠存活率的影响

(1)手术前观察并记录各组大白鼠的体重、进食、活动及肌肉紧张度。

(2)手术后连续1周观察并记录各组大白鼠的体重、进食、活动及肌肉紧张度。

(3)手术后连续1周观察并记录各组大白鼠的死亡率。

2. 肾上腺摘除对大白鼠应激功能的影响

(1)饥饿刺激：禁食前观察并记录各组大白鼠的体重、进食、活动及肌肉紧张度。各组大白鼠一律停止喂食，并全部引用清水，第2组不再饮用盐水，第3组不再给予泼尼松。

在4组中，每组各抽取2只进行观察，比较在禁食2天后，在姿态、活动和肌肉紧张度等方面有何改变?

(2)寒冷刺激：将各组剩余大白鼠，分批投入水槽中(内盛4℃冷水)，记录每只大白鼠游泳的时间，直至溺水下沉为止。比较各组大白鼠游泳能力的差别。大白鼠溺水下沉后，要立即捞出，记录并比较其恢复时间和恢复状况。

【注意事项】

1. 实验大白鼠应按序编号，并在大白鼠耳廓上悬挂印有号码的小铝牌，以避免混淆。

2. 观察结果应分组制成表格，以便进行结果处理和统计分析。

3. 观察结果的统计学处理和分析可采用第一章第七节“检验资料的统计分析”方法。

【思考题】

1. 肾上腺摘除后各组大白鼠存活率有何不同？其机制是什么？

2. 肾上腺摘除后大白鼠对饥饿和寒冷刺激的反应和耐受能力与未摘除肾上腺的大白鼠有何不同？为什么？

（李国彰）

参 考 文 献

1. 王佩、刘凡、刘国隆等译．生理学实习．北京:人民卫生出版社,1980

2. 周衍椒、赵铁千、王雨若．生理学方法与技术(第一集～第三集)．北京:科学出版社,1984～1987

3. 赵铁千、王雨若主编．生理学实验指导．北京:人民卫生出版社,1985

4. 施新猷主编．医学动物实验方法．第2版．北京:人民卫生出版社,1987

5. 黄宛主编．临床心电图学．第5版．北京:人民卫生出版社,2001

6. 陈克敏主编．实验生理科学教程．北京:科学出版社,2001

7. 沈岳良主编．现代生理学实验教程．北京:科学出版社,2002

8. 沈文锦、徐成斌主编．现代心功能学．北京:人民军医出版社,2002

9. 朱建平主编．生理科学实验教程．北京:科学出版社,2003

10. 袁秉祥主编．机能实验学教程．西安:西安交通大学出版社,2003

11. 赵华、杨世杰主编．医用机能实验教程．北京:科学出版社,2004